糖尿病
精选家常菜

陈伟　编著

北京协和医院临床营养科副主任、主任医师
北京糖尿病防治协会理事长

图书在版编目（CIP）数据

糖尿病精选家常菜 / 陈伟编著. —北京：中国轻
工业出版社，2025.4
　ISBN 978-7-5184-2869-4

　Ⅰ.①糖…　Ⅱ.①陈…　Ⅲ.①糖尿病－食物疗法
Ⅳ.①R247.1

中国版本图书馆 CIP 数据核字（2020）第 011393 号

责任编辑：付　佳

策划编辑：翟　燕　付　佳　　责任终审：张乃东　　封面设计：悦然文化
版式设计：杨　丹　　　　　　责任校对：晋　洁　责任监印：张京华

出版发行：中国轻工业出版社（北京鲁谷东街 5 号，邮编：100040）
印　　刷：北京博海升彩色印刷有限公司
经　　销：各地新华书店
版　　次：2025 年 4 月第 1 版第 14 次印刷
开　　本：720×1000　1/16　印张：12
字　　数：220 千字
书　　号：ISBN 978-7-5184-2869-4　定价：39.90 元
邮购电话：010-85119873
发行电话：010-85119832　010-85119912
网　　址：http://www.chlip.com.cn
Email：club@chlip.com.cn

10年前，说起谁得了糖尿病，大家想到的可能都是些老年人。但现在，很多年轻人也加入了糖尿病大军。

的确，近年来糖尿病的患病率快速上升且呈年轻化趋势。随着物质的极大丰富，人们的生活水平越来越高，每天都像过年一样，想吃啥就吃啥，加上久坐、缺乏运动，糖尿病患者越来越多。世界卫生组织（WHO）呼吁大家"饮食控糖"，不以饮食控糖为基础的糖尿病控制都是不负责任的！

饮食控糖是糖尿病诊治的基础，且是糖尿病患者一生都要坚持的。提起糖尿病患者的饮食，很多人的印象就是不停地计算热量、没有味道、不能吃肉、不能吃水果、不能吃甜食等。其实，如果掌握了正确的饮食原则，糖尿病患者也可以享受美味。

糖尿病患者的饮食应遵循"控制总量、营养均衡"的原则，并定期跟医生沟通，及时调整饮食。还要时刻提醒自己，为了健康，只有做到少饮或不饮酒，饮食有度，才能有效控制血糖水平。

本书教糖尿病患者学会科学烹调、科学搭配饮食，以稳糖为目标，以健康为原则，以轻食为态度，以美味为诉求，让糖尿病患者吃得既营养健康，又让血糖稳稳的！

希望每位糖尿病患者都能吃对吃好，过上快乐生活！

目 录

糖尿病饮食 4 个关键词
稳糖、健康、轻食、美味

5 节微课
玩转糖尿病饮食

第 2 章

优选主食
拉开热量等级的关键

第 3 章　合理副食
控糖美味两不误

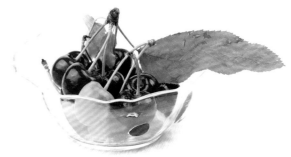

第 4 章　糖尿病合并症饮食

糖尿病饮食 4 个关键词
稳糖、健康、轻食、美味

　　"极简生活"是最近比较流行的一种较高级的生活方式，是人类在现代工业社会由于过度忙碌而呼唤的一种新的生活方式。很多糖尿病患者也特别渴望这种极简生活，希望饮食上不要太烦琐。简简单单一顿饭，想要稳血糖，想要全营养，想要省时间省力气，到底应该怎么办？快来尝试把握以下 4 个关键词，给自己的身体和心灵减减负。

稳糖是目标

　　对糖尿病患者来说，调控、平稳血糖是基本的目标。日常生活中，饮食、用药、运动等都应当以此为目标，一步步向理想的血糖水平迈进。

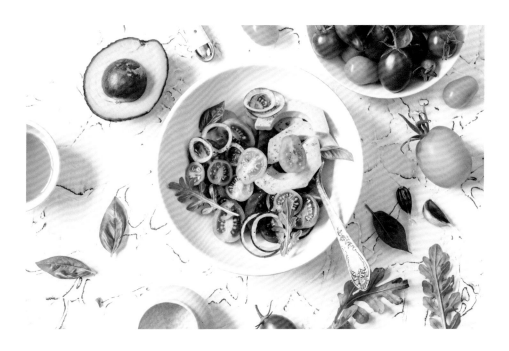

健康是原则

有的糖尿病患者怕血糖升高，过于严格地控制饮食，导致营养不良甚至厌食，有的患者仅控制主食而对于肉食、零食完全不加以控制，这些都会让血糖居高不下或者大起大落。糖尿病患者需要把握好膳食平衡：多吃蔬菜，水果适量；主食做到粗细搭配；鱼、禽肉常吃，蛋类和畜肉适量，限制加工肉类；奶类、豆类天天有。

轻食是态度

低盐、低油、低糖、低脂，分量不大，简单而又合口味的轻食，是非常符合忙碌的都市糖尿病患者的饮食方式。轻食更多的代表的是一种态度，营养又健康才是糖尿病患者的心头好。

美味是诉求

世间万物，唯有美食和爱不可辜负。这对于糖尿病患者来说好像有点为难，很多人认为，米饭不能吃饱，水果不能多吃，甜品基本不碰。其实，糖尿病患者并没有绝对忌口的食物，关键在于何时吃、怎么吃、吃多少。在血糖控制取得阶段性胜利的时候，也可以适当奖励自己一顿想吃的，如两三块红烧肉、小半杯甜饮料等。

祝每位糖尿病患者都能健康饮食并享受美食的快乐！

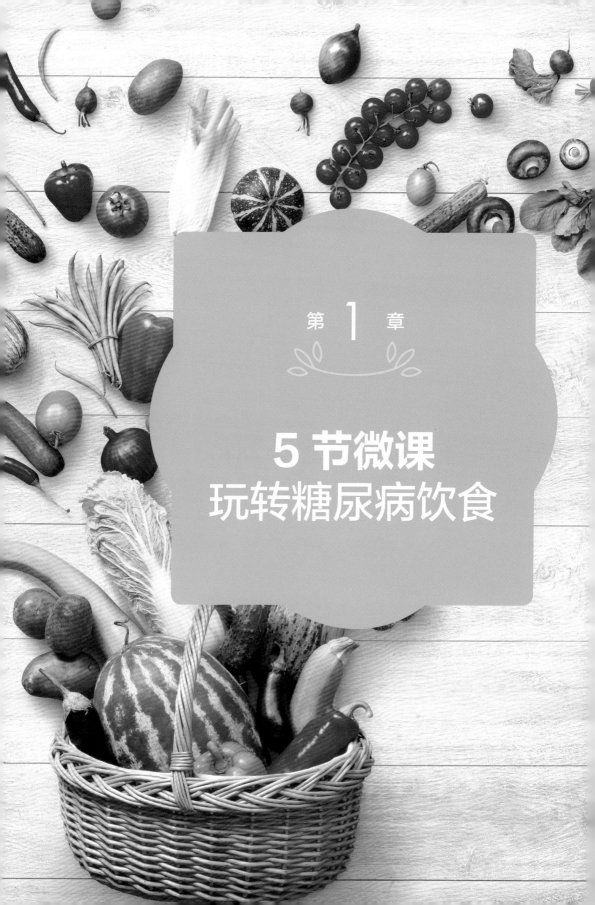

第 **1** 章

5 节微课
玩转糖尿病饮食

第1节课：
每天吃出一道彩虹

彩虹食物的秘密

美国癌症协会推荐彩虹饮食法，将蔬果的颜色分类成绿、红、橙黄、紫黑、白，认为每种颜色都有不同的营养素和对应的保健功效，在预防慢性病、减少肿瘤风险等方面有不错的效果。彩虹饮食法也非常适合糖尿病患者。

《中国居民膳食指南（2016）》建议健康成年人每天应吃蔬菜 300~500 克，水果 200~350 克。根据彩虹饮食法，在做到膳食均衡的前提下，要保证蔬果的总量，且尽可能吃够 5 种颜色，做到：

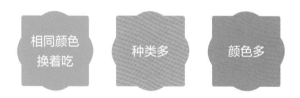

相同颜色换着吃　种类多　颜色多

每天、每周吃够多少种食物

建议每天摄入不重复的食物种类达到 12 种以上，每周达到 25 种以上，烹调油和调味品不计算在内。按照一日三餐食物品种数的分配，早餐至少摄入 2~3 种，午餐摄入 4~5 种，晚餐 4~5 种，加上零食 1~2 种。

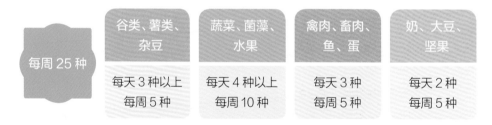

每周25种	谷类、薯类、杂豆	蔬菜、菌藻、水果	禽肉、畜肉、鱼、蛋	奶、大豆、坚果
	每天3种以上 每周5种	每天4种以上 每周10种	每天3种 每周5种	每天2种 每周5种

红色食物 **帮助造血、促进食欲**

指各种畜肉类及偏红色、橙红色的蔬果等。
如牛肉、羊肉、猪肉、猪肝、胡萝卜、红甜椒、
山楂、番茄、西瓜、红枣、草莓、樱桃、
红豆……

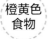 **橙黄色食物** **抗氧化**

多为五谷类和黄色蔬果。
如玉米、小米、南瓜、柠檬、菠萝、
木瓜、橙子、柑橘、枇杷……

白色食物 **补充水分、修复组织细胞**

指的是蔬果中的瓜类、笋类，以及鱼
类、蛋奶、米面等。
如冬瓜、白萝卜、竹笋、茭白、鱼肉、
鸡蛋、牛奶、大米、薏米、面粉……

绿色食物 **帮助消化、防便秘、提高
抗病能力**

指各种绿色的新鲜蔬菜、水果，其中
以深绿色的叶菜最具代表性。
如菠菜、空心菜、芥蓝、茼蒿、韭菜、
小油菜、西蓝花、青椒、丝瓜、黄瓜、
苦瓜、豌豆、芦笋、猕猴桃……

 紫黑色食物 **平衡体内电解质、调节人体免疫功能**

以黑色菌藻类、种子类为主。
如海带、紫菜、香菇、木耳、黑米、黑芝麻、黑豆、黑枣、海苔、乌梅……

第2节课：手掌法则 轻松掌握一天吃饭的量

糖尿病患者饮食管理中很重要的一项内容是：计算每日摄入的总热量，算出各类营养素的需求量，再由此决定每日主、副食的选择。

如何才能得到较为精确的数字呢？通常采用食物交换份法。但对于糖尿病患者来说，食物交换份法掌握起来有点麻烦。那么，有没有一种更方便直观的方法帮助大家确定几类基本营养素的每日摄入量呢？下面就为大家介绍一个"手掌法则"。利用自己的手，就可以大致确定每日所需食物的量了。这种方法虽然不是特别精准，但非常方便、实用。

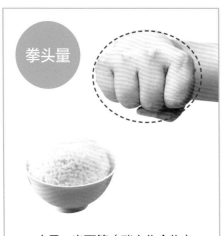

水果、米面等（碳水化合物）

选用相当于自己两个拳头大小的淀粉类食物，如馒头、花卷、米饭等，就可以满足人体一天碳水化合物的需求量了。水果一天的需求量则相当于一个拳头大小。

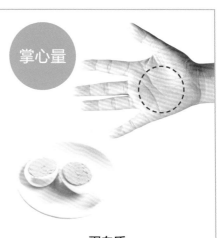

蛋白质

50克的蛋白质相当于掌心大小、约为小指厚的一块。每天吃40~75克的蛋白质即可满足人体一天对蛋白质的需求。

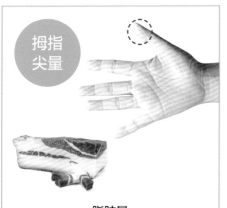

脂肪量

要限制脂肪的摄入，每天仅取拇指尖端（末节）大小的量就足够了。

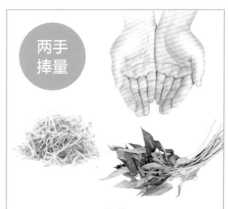

蔬菜

两只手能够捧住的菜量（1 把）相当于 500 克的量，每天进食 500克蔬菜可满足人体所需。当然，这些蔬菜都应该是低碳水化合物蔬菜，如绿豆芽、黄瓜、绿叶菜等。

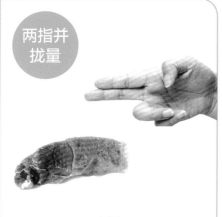

肉量

切一块与食指厚度相同、与两指（食指和中指并拢）的长度和宽度相同的瘦肉，相当于 50 克的量，即可满足人体一天的需求。

TIPS

限制饮酒

糖尿病患者最好不饮酒，如果实在要喝的话，成年男性≤2 个酒精单位，女性≤1个酒精单位。

1 个酒精单位 =15 毫升纯酒精（100%酒精含量）=375 毫升啤酒（4% 酒精含量）=150 毫升红酒（10% 酒精含量）=30 毫升白酒（50% 酒精含量）=37.5 毫升白酒（40% 酒精含量），相当于每天 0.75 两白酒。

第 3 节课：
低 GI 和低 GL 有助于平稳血糖

碳水化合物对血糖的影响最大，但不是所有富含碳水化合物的食物对血糖影响都一样。糖尿病患者想知道哪些食物会导致血糖飙升，哪些不会，可以去查食物血糖生成指数（GI），数值低的通常不会导致血糖激增。所以，我们要挑选低 GI 的食物。

选择低 GI 和低 GL 的食物

● 选择低血糖生成指数（GI）的食物

血糖生成指数的高低与各种食物在人体中的消化、吸收和代谢有关，低 GI 食物在胃肠停留时间长，葡萄糖进入血液后峰值低，下降速度慢。糖尿病患者应该尽量选择血糖生成指数低的食物，如荞麦、绿叶蔬菜等。

● 选择低食物血糖负荷（GL）的食物

食物血糖负荷（GL）是以受试者用等量碳水化合物的条件下测定的，指食物所含碳水化合物的量（一般以克为计量单位）与其血糖生成指数的乘积，糖尿病患者宜选低食物血糖负荷饮食。GL 换算公式如下：

GL＝GI×食物碳水化合物含量（克）/100

GL≥20 为高 GL 饮食，表示对血糖影响很大；10≤GL＜20 为中 GL 饮食，表示对血糖影响不大；GL＜10 为低 GL 饮食，表示对血糖影响很小。

● 吃前算算更放心

食物影响血糖，可依据 GL＜10 的低负荷标准计算进食食物的安全量。如糖尿病患者想吃 200 克西瓜，那么，可以依据三个参数（GL、食物碳水化合物含量、GI）来了解西瓜对血糖有没有影响（每 100 克西瓜含碳水化合物 5.5 克、西瓜 GI＝72）。100 克西瓜的 GL＝72×5.5÷100＝3.96，那 200 克西瓜 GL 值计算一下，便知道是否可以放心吃，即 GL＝72×2×5.5/100≈8＜10，结果表明对血糖没有明显影响，可以放心地进食这 200 克西瓜。

常见食物的 GI 和 GL 值

食物	GI	GL	分量/克
燕麦麸	55	13	30
玉米片	79	9	50
面条（白，细，煮）	41	27	100
牛奶	28	3	250
豆奶	19	1	250

"高低搭配"降 GI 值

　　糖尿病患者要多吃低 GI 的食物，但不意味着高 GI 的食物绝对不能吃，做饭时如能注意"高低搭配"的原则，同样能做出健康美味的膳食。所谓高低搭配，即将高 GI 的食物与低 GI 的食物搭配，制成 GI 适中的膳食，有利于减轻胰岛细胞负荷，能有效控制和稳定血糖。

做米饭放上
几把豆

比如大米的 GI 值偏高，但干豆类 GI 值低，可将两者混合制成绿豆饭、红豆饭或黄豆饭。白面 GI 值高，可与 GI 值低的玉米面、黄豆面混合制成发糕或窝头，均可达到降低 GI 值的目的。

吃馒头搭配
凉拌菜

馒头 GI 较高，然而馒头和蔬菜搭配食用，要比单吃馒头时的 GI 低得多。如早餐，几片馒头搭配一盘凉拌黄瓜就是一种不错的选择。

第 4 节课：
补对营养素，血糖稳稳的

　　糖尿病，特别是难以控制的糖尿病，与营养素的缺乏有很大关联。合理补充营养素，有利于糖尿病患者控制血糖水平。另外，高血糖能引起多尿，这会造成部分维生素及矿物质的流失，因此糖尿病患者应该比正常人更加积极地补充这些营养素。

膳食纤维

控糖原理： 减少小肠对糖类和脂肪的吸收，促进胃的排空，并控制餐后血糖上升的速度。
食物来源： 一般在蔬菜、水果、全谷物类、海藻类、豆类等食物中含量丰富。
推荐摄入量： 每天宜摄入 25~35 克。

ω-3 脂肪酸

控糖原理： 使细胞膜的活性增强，加大血糖的消耗并将血糖转化为糖原，对降低糖尿病的发生有一定作用。
食物来源： 富含 ω-3 脂肪酸的食物主要是一些海鱼类，比如旗鱼、鲭鱼、鲱鱼、三文鱼等。
推荐摄入量： 每天摄入量占供能比的 0.5%~2.0%。

维生素 B_1

控糖原理： 有维持正常糖代谢和神经传导的功能，有助于维持微血管健康。
食物来源： 谷类、豆类、干果、酵母等含量丰富，动物内脏、蛋类中含量也较高。
推荐摄入量： 男性每天宜摄入 1.4 毫克，女性每天宜摄入 1.2 毫克。

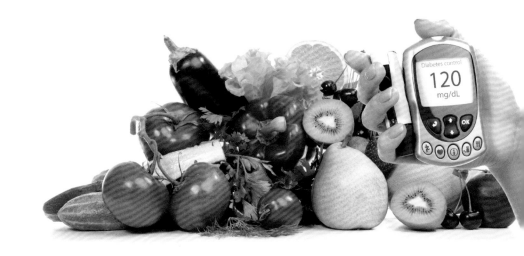

锌

控糖原理：提高胰岛素原的转化率，有助于增强肌肉和脂肪细胞对葡萄糖的利用。

食物来源：牡蛎、牛肉、蛋黄、鱼、海带、豆类、动物内脏、南瓜子、鲜虾等。

推荐摄入量：男性每天宜摄入 12.5 毫克，女性每天宜摄入 7.5 毫克。

钙

控糖原理：刺激胰岛 β 细胞，促进胰岛素正常分泌，还能避免并发骨质疏松。

食物来源：奶及奶制品含钙量丰富，吸收率也高。鱼虾、豆类、绿色蔬菜类也是钙的良好来源。

推荐摄入量：每天宜摄入 800 毫克。

镁

控糖原理：镁对促进胰岛素的分泌有重要作用。

食物来源：坚果类、乳制品、海鲜、黑豆、香蕉、绿叶蔬菜、小麦胚芽等含镁量都很丰富。

推荐摄入量：每天宜摄入 330 毫克。

硒

控糖原理：硒有助于合成胰岛素，帮助促进葡萄糖运转，促进糖分解代谢。

食物来源：蛤蜊、海参、鳝鱼、腰果、鸡腿、牛瘦肉等。

推荐摄入量：每天宜摄入 60 微克。

第 5 节课：
灵活加餐，消除饥饿感

如何加餐 医生不说你也要懂

　　加餐是指三餐之外有目的地额外进食，对于糖尿病患者来说，学会加餐很重要。从食物数量上来说，加餐应少于正餐的 1/2 或更少。例如，加餐食物为主食（面条、馒头等）时，一般用量为 25~50 克，否则就会本末倒置。

富含碳水化合物的谷类食物及其制品	米饭、面条、馒头、全麦面包、饼干等
高蛋白食物	牛奶、鸡蛋或豆腐干、鱼虾是比较常见的加餐食物
水果或坚果	低糖水果及核桃、花生、腰果、榛子、杏仁等也是不错的选择

何时加餐 最好能够相对固定

　　糖尿病患者加餐的时间最好能够相对固定，一般选择在低血糖发生之前加餐，这对预防低血糖和控制病情是非常有帮助的。对于经常发生低血糖和注射胰岛素的患者，适当而科学的加餐能使病情稳定，并能减少药物的用量。而加餐的最佳时间段为上午 9~10 时、下午 3~4 时和晚上 9~10 时。

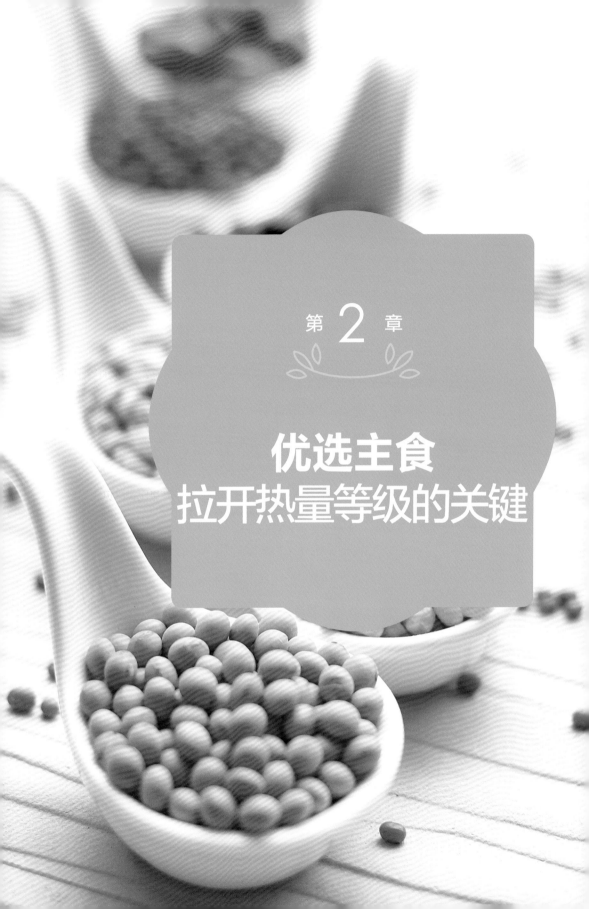

第 2 章

优选主食
拉开热量等级的关键

吃好主食，控好一半血糖

 250~400 克主食有多少

　　《中国居民膳食指南（2016）》推荐成年人每天摄入谷薯类食物 250～400 克，其中全谷物和杂豆类 50～150 克，薯类 50～100 克。那么，250～400 克主食有多少？一起来看看吧！

75 克馒头（50 克面粉）

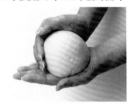

一个手掌可以托住，五指可以抓起的馒头，约 150 克

100 克土豆

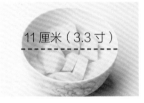

11 厘米（3.3 寸）

生土豆去皮切块后，标准碗大半碗≈100 克

125 克米饭（50 克大米）

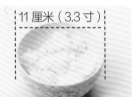

11 厘米（3.3 寸）

11 厘米（3.3 寸）碗口半碗米饭，约 125 克

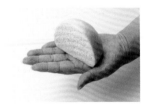

1/2 个馒头≈75 克

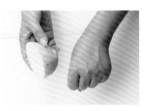

成人拳头大小的土豆≈100 克

一日主食举例

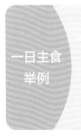

杂粮馒头
面粉 50 克
燕麦 25 克

红豆饭
大米 75 克
红豆 25 克

玉米面发糕
玉米面 20 克
面粉 30 克

蒸紫薯
紫薯 100 克

主食宜粗一点、杂一点、颜色深一点

对糖尿病患者来说，碳水化合物的种类和数量对餐后血糖的控制很关键，吃对主食其实就相当于控好一半血糖。

按升血糖程度选主食

研究发现：吃等量的大米饭和馒头，馒头比大米饭更容易升高血糖；吃等量的干饭及稀饭，稀饭比干饭更容易升高血糖。

糖尿病患者可以参照以下顺序安排自己的主食。

主食粗一点儿

稻谷、小麦等本身含有丰富的 B 族维生素和矿物质，但在精加工过程中，由于谷胚和麸皮被碾磨掉，这些营养素被破坏。加工得越精细，营养素损失越多，对控制血糖就越不利。

所以，主食要尽量吃得粗一点儿，可多吃粗粮、杂粮，如燕麦片、玉米、小米、糙米、荞麦等。

注：《中国居民膳食指南（2016）》中推荐每天摄入 250~400 克谷薯类食物均为生重。大米、面粉、杂粮等原料，在烹调过程中，还要加入水，加水做成米饭或馒头后，重量必然会增加。一般来说，大米（生重）和米饭（熟重）的比例为 1：2.5，面粉（干重）和馒头/花卷（湿重）的比例为 1：1.5。

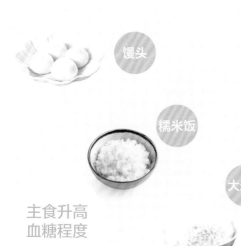

馒头

糯米饭

大米饭

主食升高
血糖程度

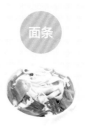

面条

● 主食杂一点儿

糖尿病患者比常人更需要维生素，如果维生素缺乏会加重周围神经功能障碍。同时，肝脏需要大量的B族维生素来参与代谢。而杂粮中的维生素和矿物质往往含量较高，如小米、燕麦、高粱等。在烹调时，可在大米中加小米、玉米等杂粮做成米饭，这样既可延缓血糖升高，还增加了维生素的摄入。

● 米饭做得干，血糖上升慢

研究证明，米粒的完整性越好，消化速度越慢，血糖上升越慢。一般米饭做熟后还能保持完整的颗粒，这就是刚刚熟透又不黏糊的"整粒大米"，这样的米饭比"软糯米饭"更能延长胃肠道消化吸收的时间，一定程度上能减小血糖的波动。

● 糖尿病患者健康喝粥

糖尿病患者如果血糖控制不良，还是少喝粥。即使血糖比较稳定，也别喝糊化程度很高的大米粥。

糖尿病患者血糖控制稳定时，最好选粗粮食材，如高粱、玉米糁、燕麦、绿豆、红豆、白扁豆、芸豆等来做粥，不仅可增加膳食纤维，而且可平稳血糖。煮粥的原料中豆类占一半以上，这样更有助于控制血糖。另外，熬粥的时间不要太长，在做熟的基础上应尽量保持豆子和米粒的完整性。

TIPS

米饭加豆减热量

把大米和红豆、黄豆等各色豆子按1:1的比例混合制成豆饭，不仅发挥了蛋白质的互补作用，也显著提高了饱腹感。同样一碗饭的分量，由于加入了不同的食材，使大米的分量减少，从而降低了热量的吸收。

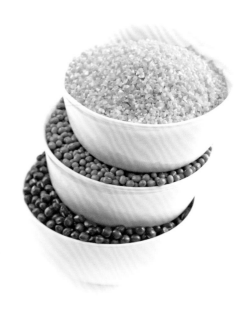

增加薯类摄入的方法

薯类包括土豆、红薯、山药、芋头等，虽然淀粉含量比普通蔬菜高，却是低脂肪、高膳食纤维食物，饱腹感特别强，也就是说同样吃到饱，吃土豆等薯类获取的淀粉要比吃米饭得到的淀粉少，对血糖的影响自然小，因此，在总热量不变的前提下，主食适当用土豆等薯类代替精白米面更有利于控血糖。

增加薯类摄入可以从以下 3 个方面入手。

TIPS

土豆宜放至微凉再吃

土豆饱腹感强，并且富含抗性淀粉，可延缓餐后血糖升高、控制体重。抗性淀粉在生土豆中含量很高，做熟后大幅降低，而熟土豆稍微放凉后，其含量又有所提升，因此吃土豆放至微凉效果最好。

| 薯类主食化 | 将土豆、红薯、山药、芋头等经过蒸或煮之后，直接作为主食食用，也可以切块放入大米中烹煮后食用。 |

薯类做菜肴　土豆是日常饮食中常见的食材，有多种烹制方法，如炒土豆丝、土豆胡萝卜炖牛肉、南瓜炖土豆等，营养又美味。其他薯类也可以与蔬菜和肉类搭配烹调，如山药炖排骨、芋头炖鸭等。

薯类制作健康零食　如将红薯切片、晒干，制成红薯干。需要注意的是，糖尿病患者不能吃太多炸薯条或炸薯片等。

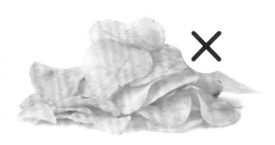

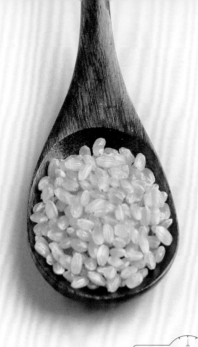

糙米

帮助控制血糖骤然升降

热　　量：368 千卡 /100 克

GI　　值：87（煮）

推荐用量：50 克 / 天

有效控糖吃法：蒸煮

控糖关键营养素：膳食纤维、B 族维生素

热　量	215 千卡
糖　类	34.9 克
蛋白质	5.6 克
脂　肪	5.6 克

糙米巴旦木沙拉 凉菜

材料

糙米、西葫芦、酸奶各 100 克，巴旦木 25 克，提子干 10 克，生菜 40 克。

调料

柠檬汁 10 克。

做法

1 糙米洗净，浸泡 4 小时，放入电饭锅中，加适量热水做成糙米饭，盛出凉凉。

2 西葫芦洗净，切丝，焯熟；生菜洗净，沥干；酸奶中加柠檬汁调制成酸奶酱。

3 生菜叶放盘中，摆上其他材料，淋上酸奶酱即可。

热水煮糙米饭营养损失少

糙米质地较硬，口感粗糙，在煮糙米时，可以用热水煮饭，可缩短煮饭时间，以减少糙米中维生素的流失，提高控糖效果。

注：

1. 本书中所有食谱都是 3 人份的。为方便照顾家里的糖尿病患者，每个食谱的热量及营养素按照 1 人份来计算。

2. 本书所有食谱的热量值不包含调料和植物油的热量，每 5 克植物油热量为 45 千卡。《中国居民膳食指南（2016）》主张，每人每天油的摄入量控制在 25~30 克。日常生活中，大家可以买控油壶自行掌握油的用量。

3. 糖类即碳水化合物。

薏米红豆糙米饭 主食

材料

大米 100 克，糙米、薏米各 50 克，红豆 25 克。

做法

1 大米、薏米、糙米、红豆分别淘洗干净。

2 把大米、薏米、红豆和糙米一起倒入高压锅中，倒入没过米面 2 个指腹的清水，盖上锅盖，以中火煮熟即可。

糙米饭怎么煮控血糖

1. 糙米可用高压锅蒸煮，减少烹饪时间，以免加重糊化程度。

2. 有的人在做糙米饭的时候不知道糙米和大米的量如何配比，其实只需依照个人口感调节比例即可。

3. 糙米、红豆、薏米经过简单的冲洗后即可蒸煮处理，最好不要长时间浸泡。浸泡时间越长，煮的时候就越容易糊化，进食后餐后血糖就会越高。

热 量	264 千卡
糖 类	55.9 克
蛋白质	7.5 克
脂 肪	1.3 克

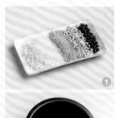

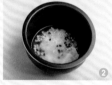

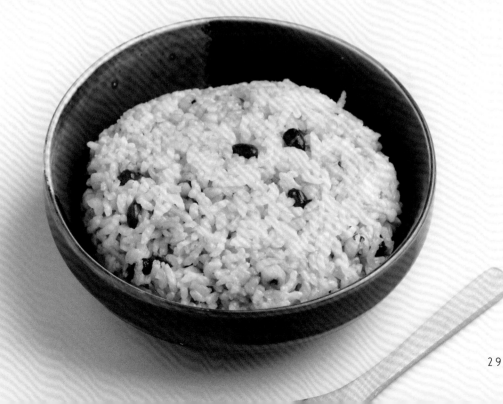

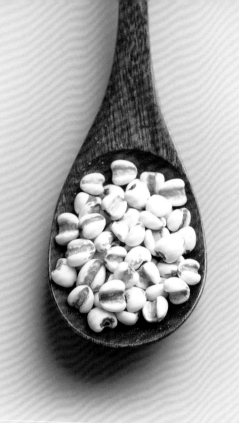

薏米

保护胰岛细胞

热　　量: 361 千卡 /100 克
推荐用量: 50 克 / 天
有效控糖吃法: 煮饭、煲汤
控糖关键营养素: 薏苡仁酯、膳食纤维

热 量	391 千卡
糖 类	66.8 克
蛋白质	9.6 克
脂 肪	2.0 克

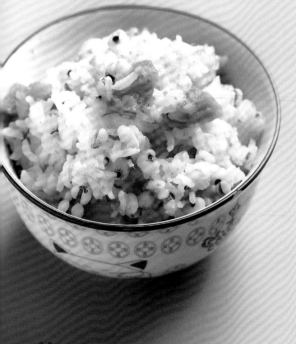

南瓜薏米饭 主食

材料
南瓜 300 克，薏米 150 克，大米 100 克。

做法
1 南瓜洗净，切开，去皮和子，切小丁；薏米洗净，浸泡 4 小时；大米洗净。
2 将大米、薏米、南瓜丁和适量开水放入电饭锅中，按下"煮饭"键，蒸至电饭锅提示米饭蒸好即可。

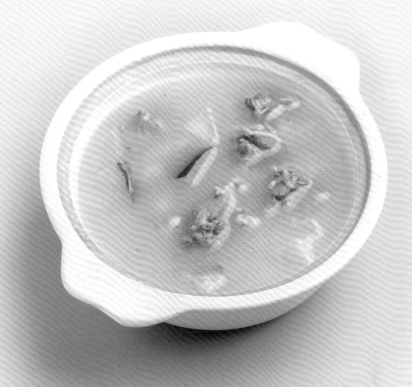

老鸭薏米煲冬瓜 汤羹

材料
冬瓜 250 克，老鸭 500 克，薏米 40 克。

调料
陈皮、姜片各 3 克，盐 2 克。

做法
1 薏米洗净，放清水中浸泡 4 小时；冬瓜洗净，去瓤，带皮切成块；老鸭洗净，切块，冷水入锅，煮开去污，凉水洗净。
2 将老鸭、薏米、陈皮、姜片放入锅中，加入适量水，大火烧开，转小火炖 1 小时，放入冬瓜块，炖 20 分钟，放入盐即可。

淘洗薏米有讲究 ———
薏米可以与肉类等食材熬汤，但注意淘洗薏米要冷水轻轻淘洗，不可用力揉搓，这样可以减少水溶性维生素的流失。

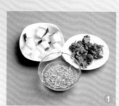

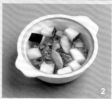

热 量	458 千卡
糖 类	12.0 克
蛋白质	27.9 克
脂 肪	33.4 克

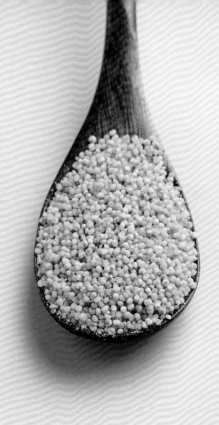

小米

利尿消肿

热　　量：361 千卡 /100 克
GI　　值：71（煮）
推荐用量：50 克 / 天
有效控糖吃法：蒸煮、打豆浆
控糖关键营养素：维生素 B_1

热　量	191 千卡
糖　类	32.0 克
蛋白质	7.9 克
脂　肪	3.8 克

小米面发糕 主食

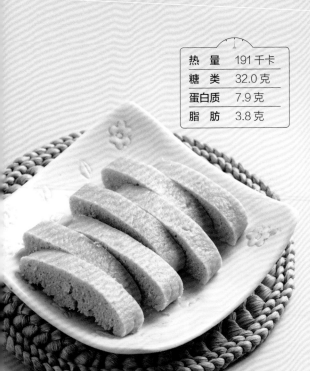

材料

小米面 100 克，黄豆面 50 克，酵母适量。

做法

1 将小米面、黄豆面和适量酵母用温水和成较软的面团，醒发 20 分钟。
2 将面团整形放在蒸屉上，用大火将水烧开，转小火蒸半小时至熟，取出凉凉，切块即可。

小米可清热、促眠

小米中含有丰富的 B 族维生素，铁的含量也较高，平时可与大米等蒸煮食用。小米清热健脾、滋阴养血、利尿，对经常失眠的人也有不错的促眠作用。

二米饭 主食

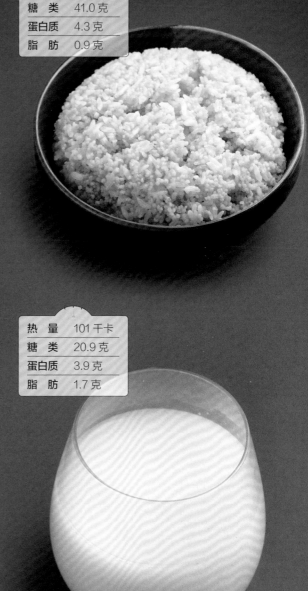

热 量	187 千卡
糖 类	41.0 克
蛋白质	4.3 克
脂 肪	0.9 克

材料

大米 100 克，小米 60 克。

做法

1　大米、小米混合淘洗干净，用水浸泡 20 分钟。

2　在电饭锅中加入适量清水，放入大米和小米，按下"蒸饭"键，跳键后即可。

大米 + 小米，有助于控血糖 ——————

做米饭时加一把小米，可降低 GI 值，其中的维生素 B_1 可以参与糖类与脂肪的代谢，帮助葡萄糖转化为热量，有助于控血糖。

燕麦小米豆浆 饮品

热 量	101 千卡
糖 类	20.9 克
蛋白质	3.9 克
脂 肪	1.7 克

材料

黄豆 40 克，燕麦 20 克，小米 30 克。

做法

1　黄豆、燕麦洗净，浸泡 4 小时；小米洗净，浸泡 2 小时。

2　将浸泡好的黄豆、燕麦、小米放入豆浆机中，加水至上下水位线之间，煮至豆浆机提示豆浆做好即可。

搭配豆类、肉类，营养更均衡 ——————

小米虽富含维生素 B_1、锌、镁、硒等，但其赖氨酸含量较少，因此不宜长期以小米为主食，应注意搭配豆类或肉类，以均衡营养。

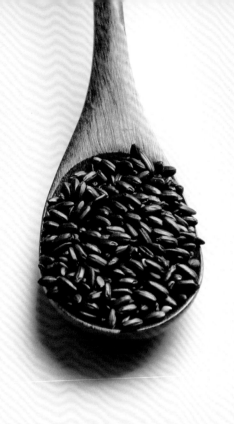

黑米

提高胰岛素的利用率

热　　量：341 千卡 /100 克
GI　　值：55（黑米饭）
推荐用量：50 克 / 天
有效控糖吃法：煮饭、打豆浆
控糖关键营养素：膳食纤维、花青素

热　量	230 千卡
糖　类	54.9 克
蛋白质	8.0 克
脂　肪	1.4 克

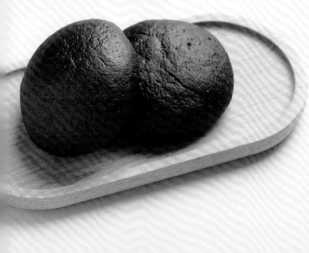

黑米面馒头 主食

材料

面粉 150 克，黑米面 75 克，酵母适量。

做法

1 酵母用 35℃的温水化开并调匀；面粉和黑米面倒入盆中，慢慢地加酵母水和适量清水搅拌均匀，揉成光滑的面团。

2 将面团平均分成若干小面团，揉成团，制成馒头生坯，醒发 30 分钟，送入烧沸的蒸锅蒸 15~20 分钟即可。

黑米面 + 面粉，控糖又美味

如果只是用黑米面做馒头，虽具有控糖效果，但口感不是很好，所以在做黑米面馒头时加一些面粉，既能延缓血糖上升速度，又能保持口感美味。

黑米二米饭 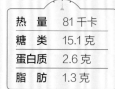主食

材料

大米 100 克，黑米 50 克。

做法

1 黑米洗净，浸泡 4 小时；
   大米洗净，浸泡半小时。

2 将黑米和大米一起放入
   电饭锅中，加入适量清
   水，按下"蒸饭"键，
   跳键即可。

热　量	173 千卡
糖　类	36.0 克
蛋白质	5.9 克
脂　肪	0.7 克

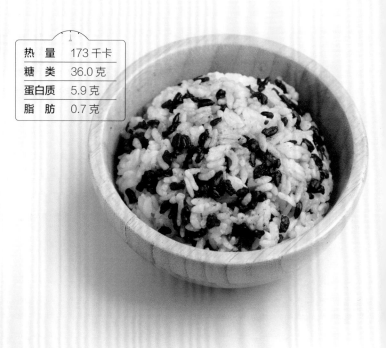

热　量	81 千卡
糖　类	15.1 克
蛋白质	2.6 克
脂　肪	1.3 克

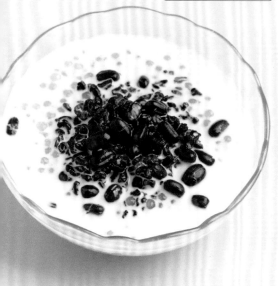

黑米红豆西米露 饮品

材料

黑米 20 克，红豆 15 克，西米 20 克，
牛奶 60 克。

做法

1 红豆洗净，浸泡 4 小时；黑米洗净，
   浸泡 2 小时。

2 黑米和红豆放入锅中，大火煮沸，转
   中火煮熟。

3 西米放入锅中，大火煮 8 分钟左右，
   盖盖焖一会儿，盛出，凉凉。

4 将煮熟的黑米、红豆、西米放入碗中，
   加入牛奶，搅拌均匀即可。

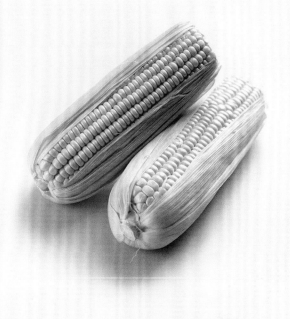

玉米

胰岛素的加强剂

热　　量：112 千卡 /100 克鲜玉米

GI　　值：55（甜，煮）

推荐用量：50~100 克 / 天

有效控糖吃法：蒸煮

控糖关键营养素：膳食纤维、镁、谷胱甘肽

热 量	109 千卡
糖 类	20.4 克
蛋白质	4.1 克
脂 肪	2.0 克

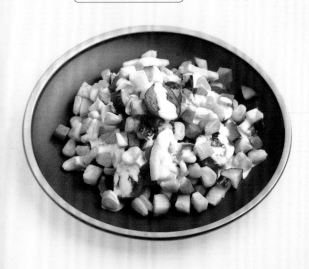

玉米沙拉 凉菜

材料

玉米 1 根（160 克），黄瓜 150 克，圣女果 120 克，胡萝卜 50 克，柠檬半个（50 克），酸奶 100 克。

做法

1 将整根玉米放入锅内煮熟，捞出，凉凉，搓粒；胡萝卜、黄瓜洗净，切丁；柠檬、圣女果切片。

2 将胡萝卜丁、黄瓜丁、圣女果片、柠檬片、玉米粒装入沙拉碗中，加入酸奶拌匀即可食用。

老玉米糖含量低，更控糖 ————

糖尿病患者应选择老一点的玉米，尽量少吃甜玉米和糯玉米。因老玉米膳食纤维含量高，更有助于糖尿病患者控制血糖。

蒸玉米 主食

热　量	112 千卡
糖　类	22.8 克
蛋白质	4.0 克
脂　肪	1.2 克

材料

鲜玉米 2 根（约 300 克）。

做法

1 鲜玉米去皮去须，洗净。

2 蒸锅置火上，倒入适量清水，
　放上蒸屉，放入玉米，待锅中
　的水开后再蒸 20 分钟即可。

玉米蒸着吃最好

与其他烹饪方法相比，蒸玉米油
脂含量最少，降脂效果好，营养
流失也最少。

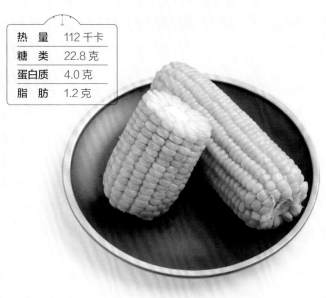

玉米汁 饮品

热　量	112 千卡
糖　类	22.8 克
蛋白质	4.0 克
脂　肪	1.2 克

材料

玉米 300 克。

做法

1 新鲜玉米洗净后煮 10 分钟，
　搓粒。

2 将玉米粒放入豆浆机中，加
　适量清水，打成汁即可。

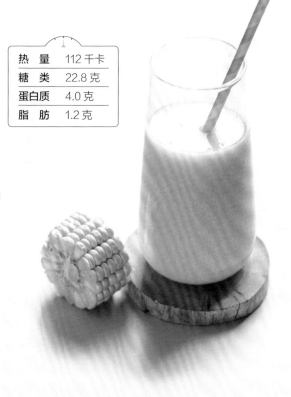

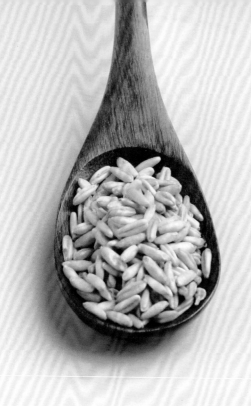

燕麦

餐后血糖上升过快的克星

热　　量：367 千卡 /100 克
GI　　值：55（麸）
推荐用量：30 克 / 天
有效控糖吃法：煮饭
控糖关键营养素：膳食纤维、亚油酸

热　量	307 千卡
糖　类	62.4 克
蛋白质	11.4 克
脂　肪	3.1 克

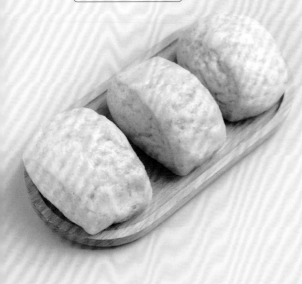

奶香燕麦馒头 主食

材料

面粉 200 克，燕麦片 50 克，纯牛奶 100 克，酵母粉 2 克。

做法

1 纯牛奶入锅温热，放入酵母粉，搅匀。
2 面粉、燕麦片、纯牛奶混合，搅拌均匀，揉成光滑面团，待发酵至 2 倍大。
3 将发酵好的面团揉至光滑，揉成长条，用刀切成大小均匀的剂子，放在蒸锅中，放置 20 分钟，等面团重新发大，开火。
4 水沸后转小火蒸 20 分钟即可。

燕麦怎么吃可以控糖

燕麦可以调节餐后血糖的上升速度，将燕麦加入面粉中，可以延缓小肠对淀粉和脂肪的吸收，从而使餐后血糖保持稳定。糖友们可以早晨吃燕麦，不仅能稳定地提供热量，更能使一整天精力充沛。

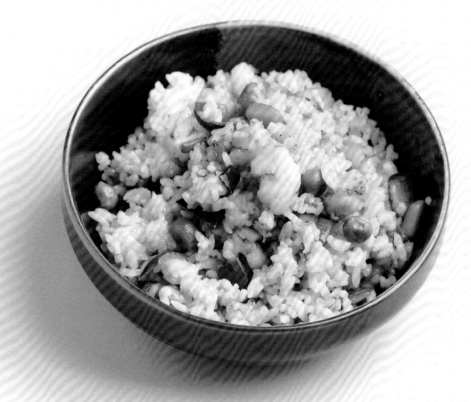

什锦燕麦饭 主食

材料

大米 100 克，燕麦 50 克，虾仁 60 克，西葫芦 30 克，洋葱、豌豆各 20 克。

调料

生抽 5 克，白胡椒粉少许。

做法

1. 大米洗净；燕麦洗净，浸泡 4 小时；将大米、燕麦和适量清水放入电饭锅煮熟，盛出。

2. 豌豆洗净，入沸水煮 3 分钟；虾仁洗净，挑去虾线，切段，加白胡椒粉、少许油略腌；西葫芦、洋葱洗净，切成丁。

3. 锅内倒油烧至七成热，放入虾仁、洋葱丁、西葫芦丁翻炒，炒至洋葱丁微至透明，放入豌豆和燕麦饭，并滴入生抽，翻炒片刻即可。

增强饱腹感

什锦燕麦饭口感滑弹，且可增强饱腹感，加入洋葱、西葫芦、豌豆，更有利于调节糖代谢，适合糖尿病患者食用。

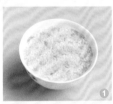

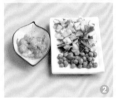

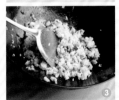

热 量	262 千卡
糖 类	49.4 克
蛋白质	15.2 克
脂 肪	1.1 克

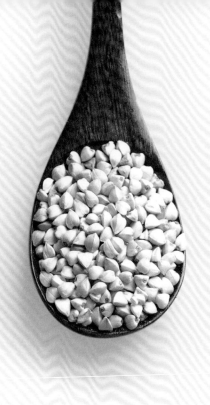

荞麦

增强胰岛素活性

热　　量: 337 千卡 /100 克
GI　　值: 54（黄）
推荐用量: 40 克 / 天
有效控糖吃法: 煮饭
控糖关键营养素: 膳食纤维、维生素 E

热　量	294 千卡
糖　类	57.8 克
蛋白质	12.1 克
脂　肪	9.8 克

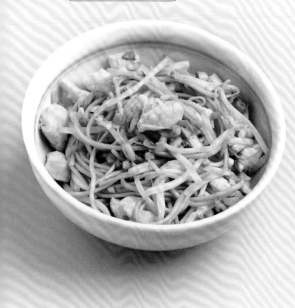

荞麦担担面 主食

材料
荞麦粉 80 克，面粉 150 克，鸡胸肉、菜心、绿豆芽各 50 克。

调料
生抽、花椒粉、香油、蒜末、盐、葱花各适量。

做法
1 将荞麦粉和面粉混合，加入适量清水，揉成面团，用面条机压成面条。
2 鸡胸肉洗净，煮熟，切小丁；菜心、绿豆芽洗净，入沸水烫一下，捞出。
3 碗中放入生抽、花椒粉、香油、蒜末、葱花、盐，调成味汁。
4 将荞麦面条放入开水中煮熟，捞出，放碗中，加入菜心、鸡丁、绿豆芽，调入味汁即可。

荞麦饭团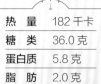

热 量	182 千卡
糖 类	36.0 克
蛋白质	5.8 克
脂 肪	2.0 克

材料

荞麦 40 克，糯米 20 克，大米 80 克，鸡腿肉、洋葱、鲜香菇各 30 克。

调料

生抽、香油各适量。

做法

1 荞麦、糯米洗净，浸泡 4 小时；大米洗净，浸泡 30 分钟；香菇洗净，入水焯熟，切丁；洋葱、鸡腿肉洗净，切丁。

2 将大米、荞麦、糯米放入蒸锅内，再放香菇丁、鸡肉丁、洋葱丁，加入适量水，加入生抽、香油搅匀，蒸熟。

3 将蒸好的饭搅拌均匀，凉至温热，分成大小相同的几份，揉成饭团即可。

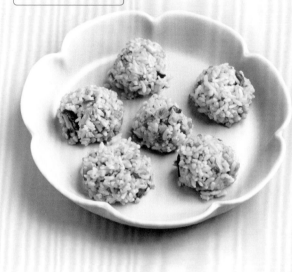

苦荞紫薯包

热 量	610 千卡
糖 类	178.4 克
蛋白质	24.4 克
脂 肪	4.1 克

材料

苦荞粉 100 克，面粉 400 克，紫薯 200 克，酵母适量。

做法

1 取少许酵母，用温水化开；紫薯洗净，去皮，切块，蒸 20 分钟，取出压成泥，搓成小球。

2 将苦荞粉和面粉混合均匀，加入酵母水，揉成表面光滑的面团，盖上保鲜膜醒发至 2 倍大。

3 将面团反复揉捏排气，揉成长条，切剂子，搓圆，擀成小面饼，包入紫薯球，封口，放入蒸锅蒸 30 分钟即可。

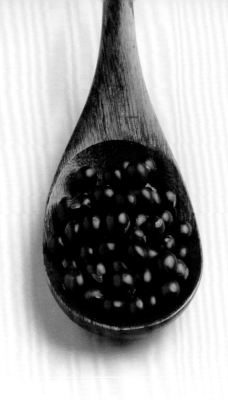

黑豆

促进胰岛素分泌

热　　量: 381 千卡 /100 克

GI　　值: 46（汤）

推荐用量: 30 克 / 天

有效控糖吃法: 炖煮、打豆浆

控糖关键营养素: 钾、花青素、膳食纤维

热　量	165 千卡
糖　类	16.1 克
蛋白质	14.1 克
脂　肪	5.6 克

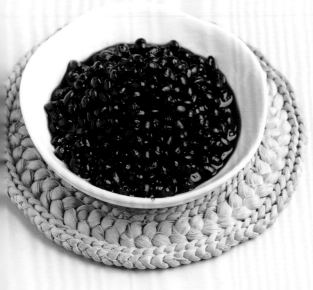

醋泡黑豆 凉菜

材料

黑豆 100 克，醋 300 克。

做法

1 黑豆洗净，晾干。

2 将黑豆放入锅中，中火干炒 5 分钟，转小火炒 5 分钟。

3 盛出，凉凉，放入罐中，倒入醋，密封好，泡 1 个月即可。

黑豆连皮吃控糖效果更好

黑豆的外皮含花青素等抗氧化物质，能清除体内自由基，可促进胰岛素分泌，连皮食用是很不错的选择。

黑豆渣馒头 主食

材料

黑豆渣 50 克，面粉 150 克，玉米面 25 克，酵母 3 克。

做法

1 将黑豆渣、面粉、玉米面和酵母加温水和成面团，覆上保鲜膜置于温暖湿润处，发酵至呈蜂窝状为止。

2 取出面团，揉搓成圆柱状，用刀切成小块，揉成圆形或方形馒头坯。

3 蒸锅水开后将馒头坯放在屉布上，中火蒸 20 分钟即可。

热　量	271 千卡
糖　类	48.7 克
蛋白质	12.3 克
脂　肪	4.2 克

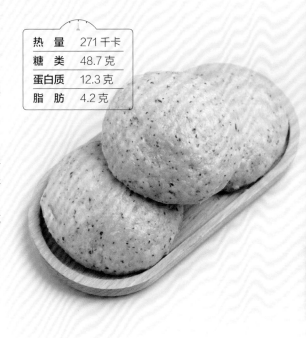

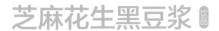

热　量	131 千卡
糖　类	8.7 克
蛋白质	9.9 克
脂　肪	6.8 克

芝麻花生黑豆浆 饮品

材料

黑豆 70 克，黑芝麻、花生米各 10 克。

调料

代糖少许。

做法

1 黑豆用清水浸泡 10~12 小时，洗净；花生米洗净；黑芝麻冲洗干净，沥干水分，碾碎。

2 将上述食材一同倒入全自动豆浆机中，加水至上下水位线之间，煮至豆浆机提示豆浆做好，加入代糖调味即可。

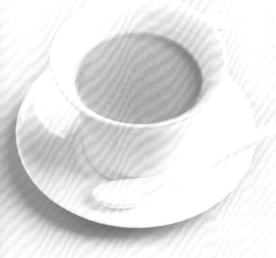

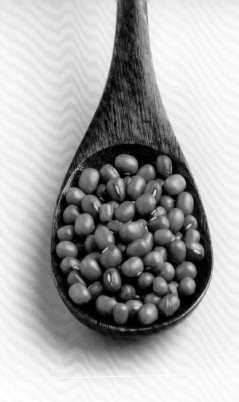

绿豆

调控餐后血糖

热　　量：316 千卡 /100 克
GI　　值：27
推荐用量：40 克 / 天
有效控糖吃法：煮
控糖关键营养素：镁、膳食纤维

热　量	325 千卡
糖　类	49.9 克
蛋白质	17.9 克
脂　肪	6.3 克

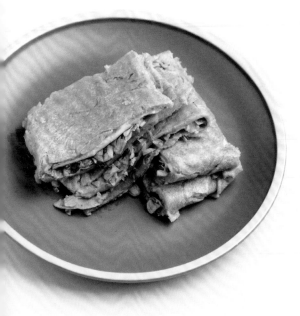

绿豆煎饼果子 主食

材料
绿豆面 50 克，面粉 150 克，鸡蛋 180 克（3 个），生菜 50 克。

调料
甜面酱、葱花各适量。

做法
1 绿豆面、面粉混合均匀后，边搅拌边加入适量水，搅至面糊均匀；生菜洗净，撕小片。
2 平底锅刷薄薄一层油，向锅内舀入适量面糊，均匀摊开至薄薄一层，调小火。
3 面糊凝固后，加入一个鸡蛋，使蛋液均匀铺在面饼上面，翻面，煎至饼熟。
4 饼上有鸡蛋的一面撒上葱花，涂上甜面酱，卷入生菜片即可。

高纤绿豆饭 ^{主食}

材料

绿豆、薏米各30克，糙米60克，豌豆、胡萝卜各50克。

做法

1 绿豆、薏米、糙米洗净，浸泡4小时；豌豆洗净；胡萝卜洗净，切丁。
2 将绿豆、薏米、糙米、豌豆、胡萝卜丁一起放入电饭锅中，加入适量清水，按下"煮饭"键，煮好后稍凉即可食用。

增强饱腹感

绿豆、薏米、糙米中含有丰富的膳食纤维，能增强饱腹感，可帮助糖尿病患者抑制餐后血糖上升。

热 量	200 千卡
糖 类	40.6 克
蛋白质	8.5 克
脂 肪	1.2 克

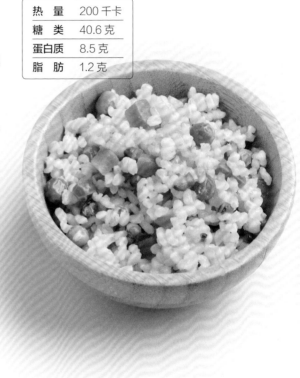

绿豆汤 ^{饮品}

材料

绿豆100克。

做法

1 绿豆洗净，放入清水中浸泡4小时。
2 将绿豆同泡绿豆的水一起放入锅中，大火煮沸至绿豆刚开花即可。

绿豆怎么吃可以控糖

在做绿豆汤时，绿豆不宜煮得太烂，煮太烂会破坏绿豆中的有机酸和维生素，其清热解毒、控制血糖的功效会大打折扣。煮至绿豆刚刚开花即可。如果平时血糖控制较好，也可加入少许代糖调味。

热 量	132 千卡
糖 类	24.8 克
蛋白质	8.6 克
脂 肪	0.3 克

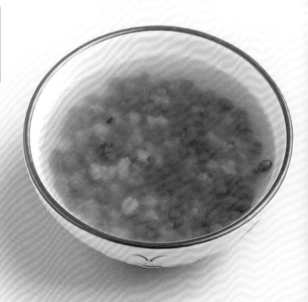

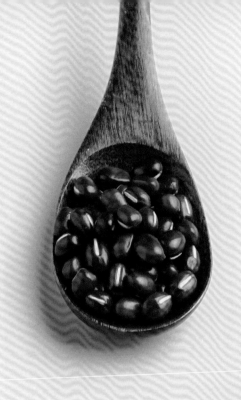

红豆

延缓餐后血糖上升速度

热　　量：309 千卡 /100 克
GI　　值：26
推荐用量：30 克 / 天
有效控糖吃法：煮
控糖关键营养素：膳食纤维

热　量	264 千卡
糖　类	52.3 克
蛋白质	14.7 克
脂　肪	0.8 克

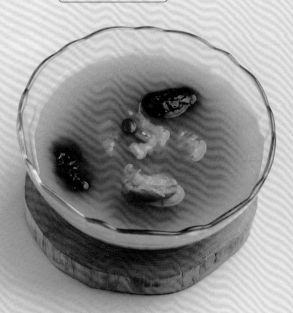

双豆山楂汤 汤类

材料

红豆、绿豆各 100 克，山楂 50 克，红枣 10 克。

做法

1 红豆、绿豆洗净，冷水浸泡 4 小时，捞出备用；红枣、山楂洗净，去核。

2 将所有材料放入锅中，加入适量清水，大火烧开，转小火煮至豆开花即可。

红豆 + 绿豆 + 山楂，减肥促便
红豆、绿豆、山楂煮汤食用，可降脂减肥，促便利尿。

红豆饭 _{主食}

材料

大米 150 克，红豆 80 克。

做法

1 大米淘洗干净，浸泡 30 分钟；红豆洗净，浸泡 2~3 小时。

2 大米和浸泡好的红豆倒入电饭锅中，加适量清水，盖上锅盖，按下"蒸饭"键，蒸至电饭锅提示米饭蒸好即可。

红豆饭煮熟后别焖煮 ───────

煮红豆饭时，电饭锅提示米饭蒸熟即可盛出，不要在锅内继续加热，以免糊化程度过高，使餐后血糖骤升。

热 量	259 千卡
糖 类	55.5 克
蛋白质	9.3 克
脂 肪	0.6 克

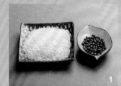

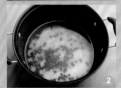

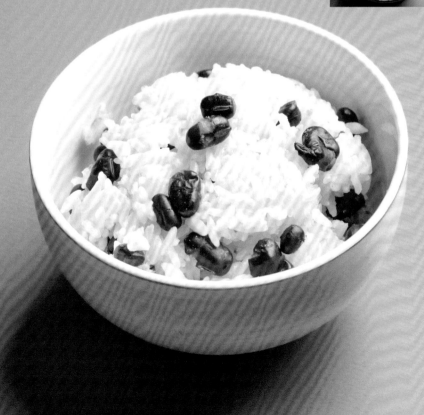

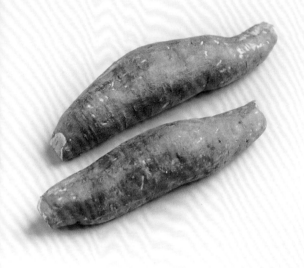

红薯

有助于延缓脂肪的吸收速度

热　　量：102 千卡 /100 克
GI　　值：77（煮）
推荐用量：50~100 克 / 天
有效控糖吃法：蒸煮
控糖关键营养素：膳食纤维、维生素 C

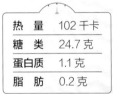

热　量	102 千卡
糖　类	24.7 克
蛋白质	1.1 克
脂　肪	0.2 克

蒸红薯 主食

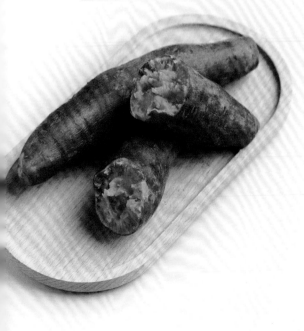

材料

红薯 300 克。

做法

1　红薯洗净。

2　蒸锅内放入适量水，将红薯放在蒸屉上，大火蒸 5 分钟，转小火蒸 20 分钟左右，凉凉即可。

红薯带皮蒸，营养素流失少

蒸红薯时，最好将外皮洗净带皮蒸，这样营养素流失少，吃的时候带皮一起吃，红薯皮相比红薯心所含维生素和膳食纤维更多，更有助于控血糖。

荷香小米蒸红薯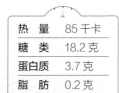

材料

小米 80 克，红薯 250 克，荷叶 1 张。

做法

1 红薯去皮，洗净，切条；小米洗净，浸泡 30 分钟；荷叶洗净，铺在蒸屉上。

2 将红薯条在小米中滚一下，裹满小米，排入蒸笼中，蒸笼上汽后蒸 30 分钟即可。

热 量	181 千卡
糖 类	40.9 克
蛋白质	3.3 克
脂 肪	1.0 克

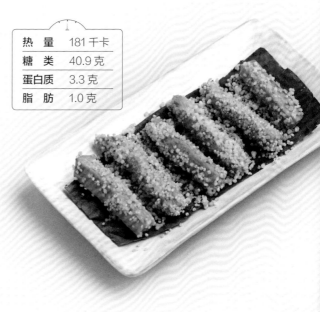

红薯红豆汤

热 量	85 千卡
糖 类	18.2 克
蛋白质	3.7 克
脂 肪	0.2 克

材料

红薯 150 克，红豆 50 克。

做法

1 红薯洗净，去皮，切块；红豆洗净，浸泡 4 小时。

2 锅置火上，放入红薯块、红豆，加入适量清水，大火煮开后改小火煮 20 分钟即可。

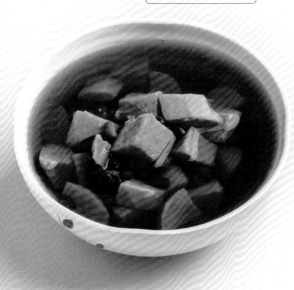

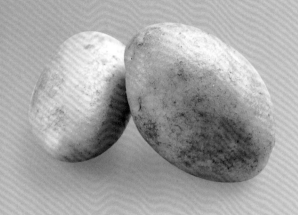

土豆

生糖速度相对较慢，更抗饿

热　　量：77 千卡 /100 克
GI　　值：62
推荐用量：50~100 克 / 天
有效控糖吃法：蒸煮、清炒
控糖关键营养素：抗性淀粉

热　量	56 千卡
糖　类	12.5 克
蛋白质	1.5 克
脂　肪	0.2 克

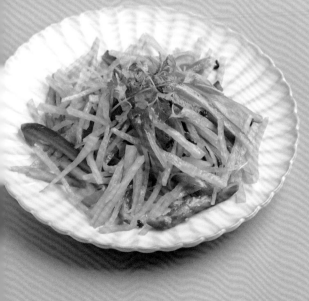

凉拌土豆丝 凉菜

材料
土豆 200 克，柿子椒、红甜椒各 30 克。

调料
盐、醋、香油、花椒油、香菜段各适量。

做法

1 土豆洗净，去皮切丝，放入凉水中浸泡 5 分钟，捞出沥干；柿子椒、红甜椒洗净，去子，切丝。

2 锅中倒水烧开，放入土豆丝焯烫 3 分钟至断生，捞出过凉，沥干。

3 将沥干的土豆丝放在盘中，加入柿子椒丝、红甜椒丝，放入醋、香油、盐、花椒油，撒上香菜段即可。

日式土豆沙拉 凉菜

材料
土豆 150 克，胡萝卜、黄瓜、洋葱各 30 克，鸡蛋 1 个（60 克），酸奶 100 克。

调料
黑胡椒粉、醋、盐各适量。

做法
1 土豆去皮，洗净，切块，蒸熟；鸡蛋冲洗，煮熟，去皮，切丁。
2 胡萝卜、黄瓜、洋葱分别洗净，胡萝卜、黄瓜切片，洋葱切丁，胡萝卜片焯烫一下。
3 将土豆块、鸡蛋丁、胡萝卜片、黄瓜片、洋葱丁放盘中，加入黑胡椒粉、盐、醋、酸奶搅匀即可。

热　量	102 千卡
糖　类	14.6 克
蛋白质	5.1 克
脂　肪	2.8 克

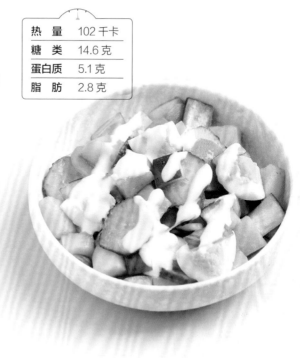

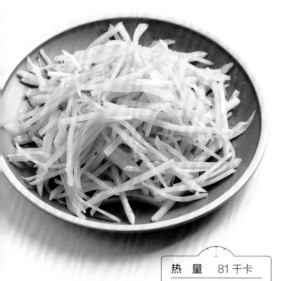

醋熘土豆丝 热菜

材料
土豆 300 克。

调料
葱丝、蒜末、盐各 4 克，醋 10 克。

做法
1 土豆洗净，削皮切丝，浸泡 5 分钟。
2 锅内倒油烧热，爆香葱丝、蒜末，倒土豆丝翻炒，烹醋，加盐继续翻炒至熟即可。

土豆可置换主食
糖友们可以按 4:1 的比例用土豆置换主食，比如吃 4 两土豆就少吃 1 两主食，这样就可以有效控血糖。

热　量	81 千卡
糖　类	17.8 克
蛋白质	2.6 克
脂　肪	0.2 克

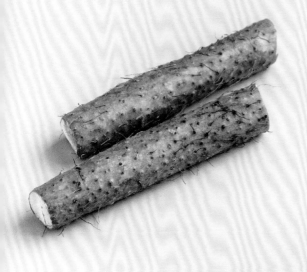

山药

控制餐后血糖升高的速度

热　　量：57 千卡 /100 克
GI　　值：51
推荐用量：50~100 克 / 天
有效控糖吃法：清炒、蒸煮
控糖关键营养素：黏液蛋白、膳食纤维

热　量	33 千卡
糖　类	7.6 克
蛋白质	1.2 克
脂　肪	0.2 克

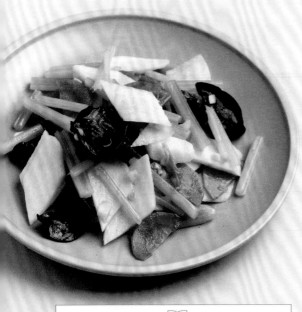

清炒山药 热菜

材料
山药 100 克，干木耳 10 克，芹菜 50 克，胡萝卜 30 克。

调料
盐 3 克，蒜末 5 克。

做法
1 木耳泡发，去根洗净；芹菜择洗净，切段；胡萝卜洗净，切片；山药去皮，切菱形片，清水加醋浸泡。
2 将芹菜段、木耳、胡萝卜片分别入锅焯一下。
3 锅内放油烧至七成热，爆香蒜末，放入山药片炒至七成熟，将焯好的食材入锅翻炒，放盐调味即可。

山药宜切厚片
在烹调山药时，山药宜切厚片，这样其延缓血糖上升的效果更佳，还能帮助抵抗饥饿感。

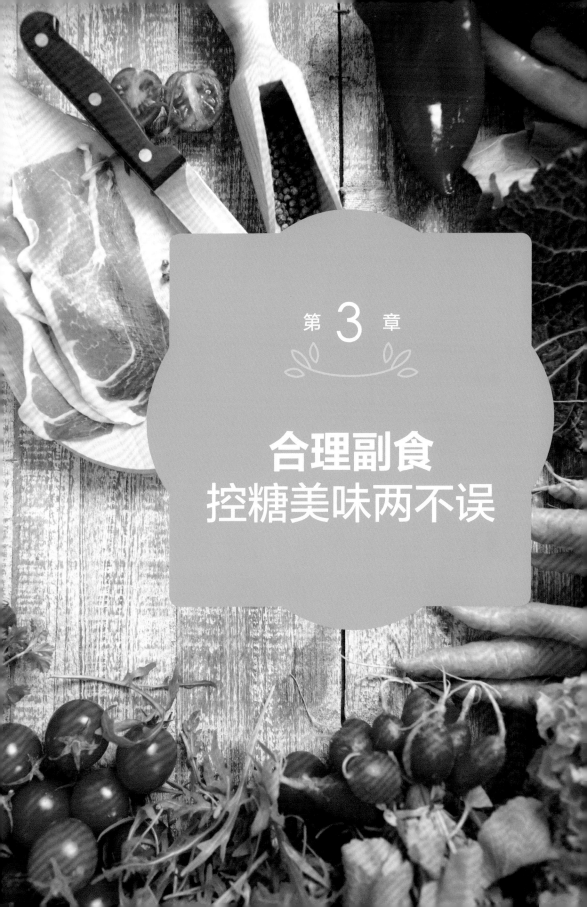

第 **3** 章

合理副食
控糖美味两不误

蔬菜，每天 300~500 克

《中国糖尿病膳食指南（2017）》《中国居民膳食指南（2016）》均建议每天进食 300～500 克蔬菜，但种类要尽量丰富，最好有一半以上是绿叶蔬菜，如果只吃富含淀粉的根茎类食物，如土豆、红薯、南瓜、山药等，按照 500 克的量来吃就太多了。所以食用蔬菜重在搭配，绿叶蔬菜为 250～300 克，另外搭配其他种类和颜色的蔬菜即可满足一天的需求。那么，300～500 克蔬菜有多少？一起来看看吧！

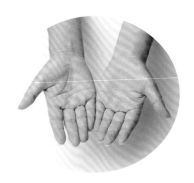

双手并拢，一捧可以托起的量即一捧，多用来衡量叶菜类蔬菜

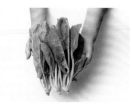

双手捧菠菜（约 3 棵）
≈ 100 克

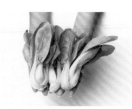

双手捧油菜（约 3 棵）
≈ 100 克

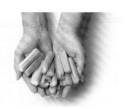

双手捧芹菜段
≈ 100 克

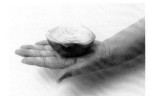

手心托半个洋葱
≈ 80 克

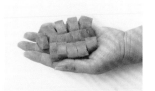

单手捧的胡萝卜块
≈ 70 克

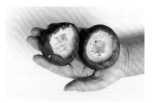

手掌放 2 朵鲜香菇
≈ 50 克

巧烹饪，保持蔬菜营养

 先洗再切　　蔬菜洗后再切，可以避免水溶性维生素从切口流失。还要注意现吃现做，别提前切好放置太久，这样会造成控糖营养素的流失。

 尽量切大块　　对于蔬菜来说，切得越细碎，烹调的时候流失营养的缺口就越多，因此为了更好地保存营养，尽量切大块。

 正确焯水　　菠菜、苋菜等叶类蔬菜，草酸含量较高，食用前最好先焯烫一下，可去除大部分草酸，而像芹菜、胡萝卜、西蓝花、菜花这类蔬菜，烹调或凉拌前先焯烫一下，口感更好，也易于消化。注意焯水时间不要过长，以减少营养损失。

● 选择凉拌、蒸、炒的方法

凉拌蔬菜	清蒸蔬菜	混搭炒菜
凉拌菜少油、少盐，适合糖尿病患者食用。能生吃的蔬菜尽量生吃，不能生吃的，用水焯的方式，不要放太多油。	茄子、芦笋、西蓝花等蔬菜适合清蒸。	可将冰箱里储存的蔬菜进行混搭，以大火快炒，既能保证食物的种类，也能保证食物的数量。

● 大火快炒、炒好即食

　　炒的时候要急火快炒，减少加热时间造成的营养流失，炒好立即出锅。已经烹调好的蔬菜应尽快食用，现做现吃，避免反复加热，否则不但营养素会随着储存时间延长而流失，还可能因细菌作用增加亚硝酸盐的含量。

先吃低碳水化合物蔬菜

吃饭时，糖尿病患者可以先吃、适当多吃一些低碳水化合物蔬菜，然后再吃主食，以延缓血糖上升。

低碳水化合物蔬菜包括黄瓜、丝瓜、苦瓜、冬瓜、大白菜、菠菜、油菜、莴笋、茼蒿、圆白菜、番茄、萝卜、西葫芦、茄子、绿豆芽等（鲜蘑、海带、海藻热量也很低），糖尿病患者可以适当多吃这些蔬菜，以避免吃太多主食。

● 为什么要先吃蔬菜

一个原因是蔬菜中含有丰富的膳食纤维和维生素，可延长碳水化合物的分解时间，从而延迟糖分在小肠内的吸收，进而延缓餐后血糖骤升。另一个可能的原因与人们的进食习惯有关——往往开始时吃得多，那么，哪种食物升高血糖的速度较慢，就应该先吃、多吃哪种食物，以避免因进食过多高 GI 的食物而使血糖快速上升。

高碳水化合物蔬菜可替换主食

山药、藕、鲜豌豆、南瓜、芋头等食物中碳水化合物含量较高，不宜作为蔬菜大量食用，食用这些蔬菜时应减少主食量。我们通常把土豆、红薯等作为主食而非蔬菜。

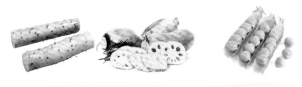

山药、藕150克　　　　鲜豌豆70克

25克主食

白菜

提高胰岛素敏感性

热　　量: 18 千卡 /100 克

推荐用量: 100 克 / 天

有效控糖吃法: 凉拌、炒食、做汤

控糖关键营养素: 膳食纤维、维生素 C

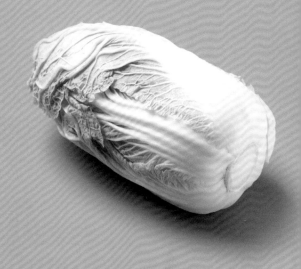

海蜇皮拌白菜心 _{凉菜}

热　量	29 千卡
糖　类	4.5 克
蛋白质	2.7 克
脂　肪	0.2 克

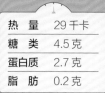

材料

大白菜心 300 克，海蜇皮 100 克。

调料

蒜泥、盐、醋、香菜段各适量，香油 2 克。

做法

1 海蜇皮放冷水中浸泡 3 小时，洗净，切细丝；大白菜心洗净，切丝。

2 海蜇皮丝和大白菜丝一同放入盛器中，加蒜泥、盐、醋、香油拌匀，撒上香菜段即可。

凉拌菜加点醋控糖效果好 ——————

用醋来拌菜，既可增加菜肴的美味，又可减少食盐用量，更有利于稳定血糖。

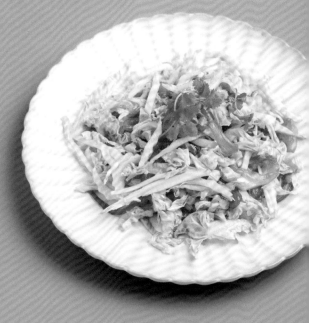

白菜包 热菜

材料
白菜 200 克，鸡胸肉 80 克，胡萝卜、水发木耳各 100克，鸡蛋清 1 个（30 克）。

调料
葱末、姜末、盐、香油各 4 克，胡椒粉 2 克，葱叶适量。

做法

1 鸡胸肉洗净，切丁；胡萝卜洗净，切丁；水发木耳洗净，切碎。

2 将鸡丁、水发木耳碎、胡萝卜丁放入绞肉机搅成泥状，加葱末、姜末、胡椒粉、盐、香油、鸡蛋清拌至上劲，即为馅。

3 白菜焯水，焯熟后平铺晾干；取整片白菜，包上馅，用葱叶捆好，上锅蒸熟即可。

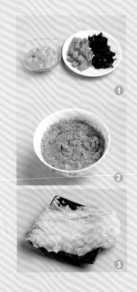

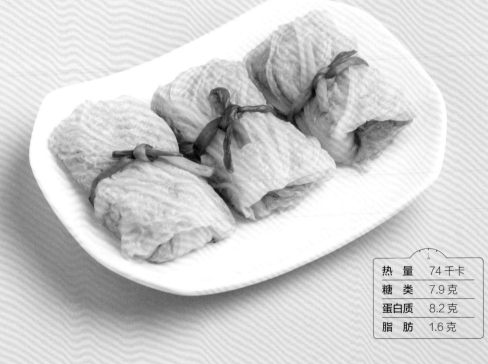

热 量	74 千卡
糖 类	7.9 克
蛋白质	8.2 克
脂 肪	1.6 克

醋熘白菜 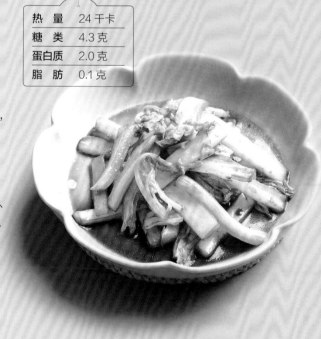热菜

材料
白菜帮 400 克。

调料
葱丝、姜丝、蒜末各 5 克，醋 15 克，盐 3 克。

做法
1 白菜帮洗净，切粗条。
2 锅内倒油烧热，爆香葱丝、姜丝、蒜末，倒入白菜条翻炒至白菜变软。
3 放盐和醋翻炒均匀即可。

热　量	24 千卡
糖　类	4.3 克
蛋白质	2.0 克
脂　肪	0.1 克

白菜炖豆腐 热菜

材料
白菜、豆腐各 300 克。

调料
葱段、姜片各 5 克，十三香 3 克，大料、酱油各适量。

做法
1 白菜洗净，切小片；豆腐洗净，切块。
2 锅内倒油烧热，放入葱段、姜片、大料炒香，加入白菜片、酱油翻炒后，倒入适量清水没过白菜，加入豆腐块。
3 大火烧开后转中火炖 10 分钟，加十三香调味即可。

热　量	104 千卡
糖　类	6.8 克
蛋白质	8.2 克
脂　肪	5.5 克

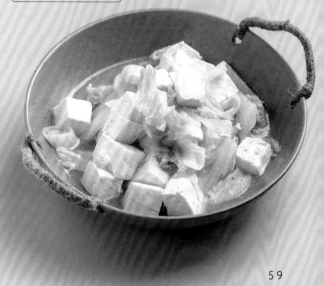

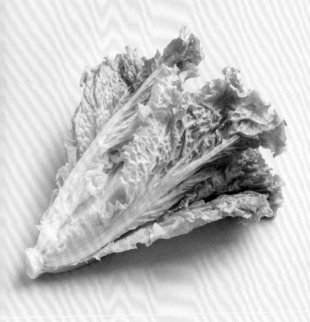

生菜

控血糖，减缓餐后血糖升高

热　　量：15 千卡 /100 克
GI 　值：15
推荐用量：100 克 / 天
有效控糖吃法：生吃、凉拌、炒食
控糖关键营养素：膳食纤维

热　量	46 千卡
糖　类	8.3 克
蛋白质	2.7 克
脂　肪	0.6 克

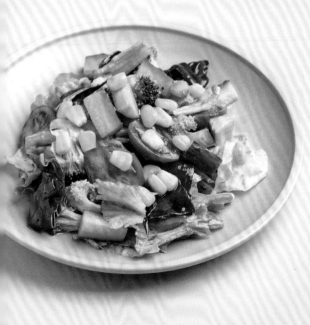

生菜沙拉 凉菜

材料

生菜 200 克，黄瓜、紫甘蓝、西蓝花、圣女果、玉米粒各 50 克。

调料

醋 10 克，黑胡椒粉、盐各 3 克，橄榄油 2 克。

做法

1 将生菜、紫甘蓝洗净，撕成片；西蓝花洗净，掰朵，焯熟；玉米粒洗净，焯熟；黄瓜洗净，切块；圣女果洗净，切片。

2 将醋、黑胡椒粉、盐、橄榄油混匀成油醋汁；将所有材料放盘中，浇上油醋汁拌匀即可。

大片生菜、油醋汁不会快速升血糖 ——
生菜洗后再用手撕成片，吃起来会比刀切的口感更佳，且大片的生菜不会快速升高血糖。做沙拉不用热量高的蛋黄酱或千岛酱，而用油醋汁，清爽低脂营养好。

蚝油生菜 热菜

材料

生菜 300 克。

调料

蚝油 6 克，葱末、姜末、蒜末、生抽各 3 克。

做法

1 生菜洗净，撕成大片，焯熟，控水，盛盘。

2 油锅烧热，爆香葱末、蒜末、姜末，放生抽、蚝油和水烧开，浇盘中即可。

热 量	12 千卡
糖 类	1.1 克
蛋白质	1.6 克
脂 肪	0.4 克

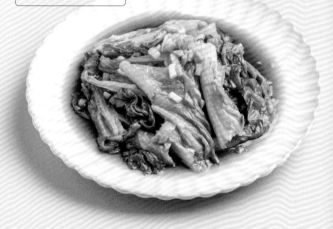

蒜蓉生菜 热菜

材料

生菜 300 克，大蒜 20 克。

调料

葱末、姜末、生抽各 3 克。

做法

1 大蒜洗净，去皮，切末；生菜洗净，撕成大片，焯熟，控水，盛盘。

2 锅内倒油烧热，爆香葱末、蒜末、姜末，放生抽和少许水烧开，浇盘中即可。

热 量	21 千卡
糖 类	2.9 克
蛋白质	1.9 克
脂 肪	0.4 克

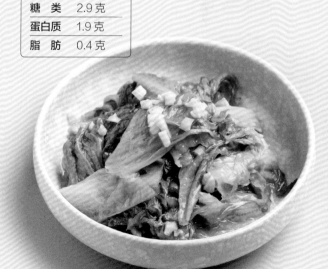

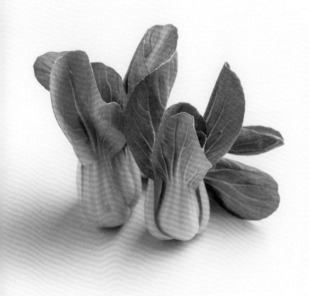

油菜

有助于稳定血糖

热　　量: 25 千卡 /100 克

推荐用量: 100 克 / 天

有效控糖吃法: 凉拌、炒食

控糖关键营养素: 维生素 C、膳食纤维

热　量	25 千卡
糖　类	3.8 克
蛋白质	1.8 克
脂　肪	0.5 克

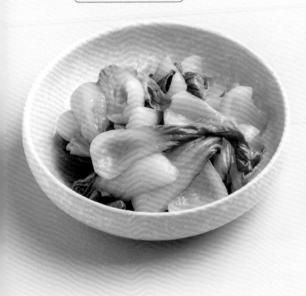

凉拌小油菜 凉菜

材料

小油菜 350 克。

调料

盐、葱花、醋各 5 克，橄榄油少许。

做法

1 小油菜放入淡盐水中浸泡 5 分钟，择洗净，焯熟。

2 将小油菜放盘中，放入盐、醋拌匀，滴上橄榄油，撒上葱花即可。

焯烫时间以 1 分钟为宜

以整棵油菜焯烫，能不切就不切，一般烫 1 分钟应立即捞出过凉，这样能保持其鲜脆，也有利于控血糖。

香菇油菜 热菜

热 量	28 千卡
糖 类	4.6 克
蛋白质	2.5 克
脂 肪	0.3 克

材料

油菜 300 克，鲜香菇 100 克。

调料

葱段、姜片、蒜末各 5 克，盐 2 克。

做法

1 油菜放入淡盐水中浸泡 5 分钟，洗净，切段；鲜香菇洗净，切片，焯烫捞出。
2 锅内倒油烧热，倒入葱段、姜片、蒜末炒香，放香菇片炒至变软，放入油菜段翻炒至熟，加盐炒匀即可。

大火快炒能更好地保存营养

油菜要用大火快炒，这样做出的菜肴才能达到颜色碧绿、鲜嫩美观，而且能有效保持其控糖营养成分。

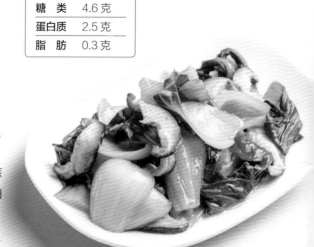

虾仁油菜 热菜

材料

油菜 300 克，虾仁 80 克。

调料

蒜末 5 克，盐 3 克，料酒适量，香油少许。

做法

1 油菜洗净，焯烫，控干，切长段；虾仁洗净，加料酒腌渍 5 分钟。
2 油锅烧热，爆香蒜末，倒虾仁炒变色，放油菜段翻炒，加盐、香油炒熟即可。

油菜 + 虾仁，帮助稳血糖

这道菜含有优质蛋白质、维生素 C，能够提高组织对胰岛素的敏感性，还能帮助糖尿病患者补充优质蛋白质。

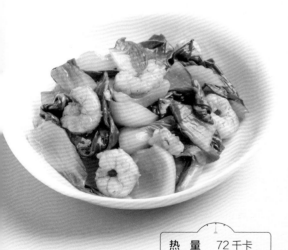

热 量	72 千卡
糖 类	2.9 克
蛋白质	13.5 克
脂 肪	0.9 克

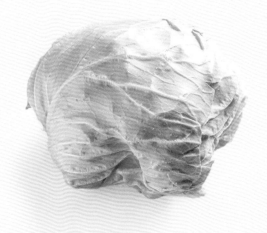

圆白菜

调节血糖和血脂

热　　量：24 千卡 /100 克
推荐用量：100 克 / 天
有效控糖吃法：凉拌、炒食
控糖关键营养素：维生素 C

蔬菜沙拉 凉菜

热　量	98 千卡
糖　类	9.4 克
蛋白质	7.0 克
脂　肪	3.8 克

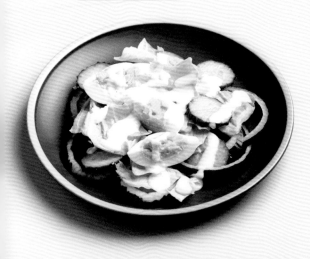

材料

圆白菜、黄瓜、洋葱各 150 克，鸡蛋 2 个（120 克），酸奶适量。

做法

1 黄瓜洗净，切片；洋葱洗净，切圈；圆白菜洗净，撕成小片。

2 鸡蛋冲洗，放锅中，煮熟，捞出，凉凉，切 4 份。

3 取盘，依次放入洋葱圈、黄瓜片、圆白菜片、鸡蛋，倒入酸奶拌匀即可。

手撕圆白菜保留更多维生素 C ————
用刀切圆白菜很容易把细胞切碎，营养和水分也会流失一部分，最好采用手撕的方法，可保留较多的维生素 C，更有益于糖尿病患者控制血糖。

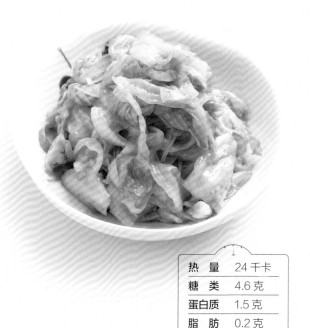

手撕包菜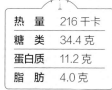

材料
圆白菜（包菜）300克。

调料
葱花、蒜瓣各5克，盐、花椒各2克，醋10克。

做法
1 将圆白菜择洗净，撕成小片。
2 锅内倒油烧至六成热，放入花椒炸出香味后捞出，炒香葱花、蒜瓣，放入圆白菜翻匀，淋上醋，加盐调味即可。

热 量	24 千卡
糖 类	4.6 克
蛋白质	1.5 克
脂 肪	0.2 克

圆白菜鸡蛋饼 主食

材料
圆白菜100克，中筋面粉100克，玉米面30克，熟牛肉30克，鸡蛋1个（60克）。

调料
盐2克。

做法
1 圆白菜洗净，撕成小片；熟牛肉切丁。
2 中筋麦粉中加入鸡蛋液、圆白菜片、熟牛肉丁、盐和适量水，搅拌成糊状。
3 不粘锅中加入少许油烧至微热时，倒入面糊，摊至薄厚均匀，待饼四周微微翘起即煎另一面，一直煎到两面金黄即可。

面粉搭配玉米面控糖效果好
做这道饼时，血糖控制不好的人别全用中筋面粉，加入一点玉米面，能帮助调节胰岛素分泌。用不粘锅来做能减少用油量。

热 量	216 千卡
糖 类	34.4 克
蛋白质	11.2 克
脂 肪	4.0 克

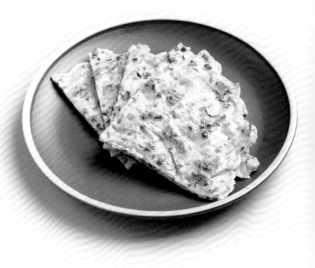

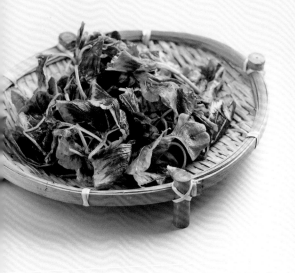

苋菜

补血，通便，控糖

热　　量: 30 千卡 /100 克
推荐用量: 80~100 克 / 天
有效控糖吃法: 凉拌、炒食
控糖关键营养素: 维生素 C、镁

热　量	70 千卡
糖　类	9.9 克
蛋白质	4.8 克
脂　肪	1.9 克

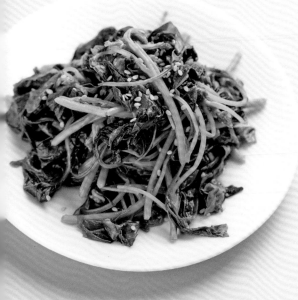

凉拌苋菜 凉菜

材料
苋菜 450 克，熟白芝麻 10 克。

调料
盐 3 克。

做法
1 苋菜洗净，从中间切一刀。
2 起锅烧水，水开后加点盐和油，放入
　苋菜焯 30 秒，马上捞出。
3 捞出后放凉开水中过凉，撒熟白芝麻、
　盐，拌匀即可。

提前焯烫去草酸
苋菜、菠菜、竹笋、茭白等含草酸较多的
食材最好先焯烫一下再烹制，避免草酸和
钙结合成草酸钙，影响体内钙的吸收。

清炒苋菜 热菜

材料

苋菜 450 克。

调料

盐 2 克，蒜碎 5 克。

做法

1　苋菜洗净，稍焯，过凉，中间切一刀。

2　锅中放油烧热，下蒜碎爆香，放入苋菜段翻炒，出锅
　前加盐炒匀即可。

热　量	29 千卡
糖　类	4.9 克
蛋白质	2.3 克
脂　肪	0.3 克

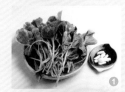

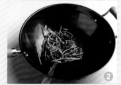

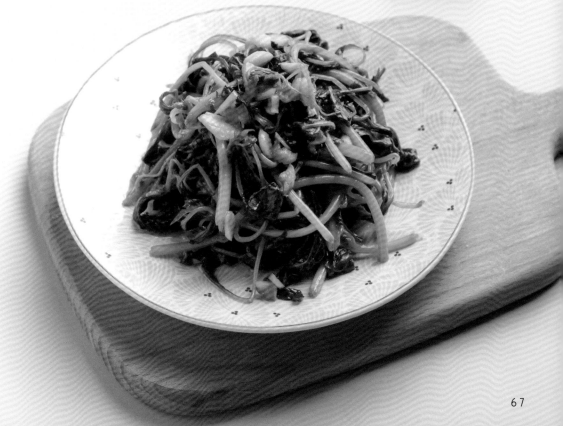

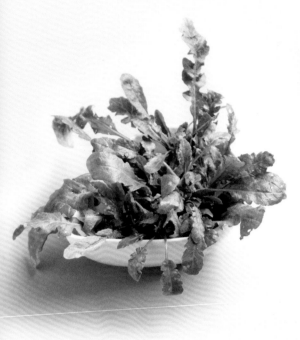

荠菜

通便，明目，控糖

热　　量：31 千卡 /100 克
推荐用量：50~100 克 / 天
有效控糖吃法：炒食、做馅
控糖关键营养素：膳食纤维、钙

热　量	78 千卡
糖　类	4.3 克
蛋白质	7.3 克
脂　肪	3.8 克

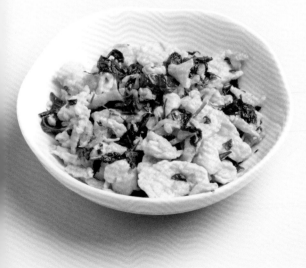

荠菜炒鸡蛋 热菜

材料
荠菜 200 克，鸡蛋 120 克（2 个）。

调料
盐 3 克。

做法
1 荠菜洗净，焯水，剁成碎；鸡蛋打散，搅匀。
2 锅内倒油烧至五成热，倒入搅好的蛋液煎炒，快熟时放入荠菜碎和盐翻炒至熟即可。

荠菜宜快炒
荠菜富含膳食纤维，食用后可增强肠蠕动，增进新陈代谢，有助于辅助调理糖尿病。但荠菜不宜长时间烧煮，时间过长会破坏其营养成分。

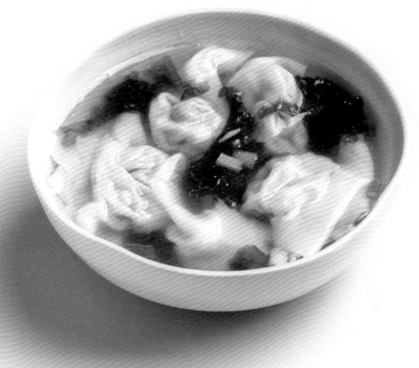

荠菜虾仁馄饨 主食

材料

馄饨皮 200 克，鸡蛋 2 个（120 克），虾仁 30 克，荠菜 300 克，紫菜 5 克。

调料

生抽 8 克，盐 4 克，香油 3 克，葱花 5 克。

做法

1 鸡蛋洗净，磕开，打散，炒成块，盛出；虾仁洗净，去虾线，切碎；荠菜洗净，焯水，切末；紫菜撕碎。

2 在鸡蛋中加荠菜末、虾仁碎、盐、生抽、香油拌匀，制成馅料；取馄饨皮，包入馅料，做成馄饨生坯。

3 锅内加水烧开，倒碗中，放紫菜碎、盐、香油，调成汤汁。另起锅，加清水烧开，下入馄饨生坯煮熟，捞入碗中，撒上葱花即可。

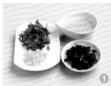

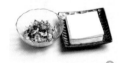

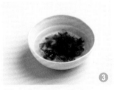

热 量	352 千卡
糖 类	56.0 克
蛋白质	21.3 克
脂 肪	5.3 克

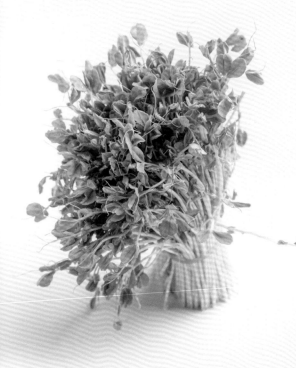

豌豆苗

清热，明目

热　　量: 38 千卡 /100 克
推荐用量: 50~100 克 / 天
有效控糖吃法: 凉拌、炒食、做汤
控糖关键营养素: 铬、维生素 C

热 量	89 千卡
糖 类	6.3 克
蛋白质	9.3 克
脂 肪	3.4 克

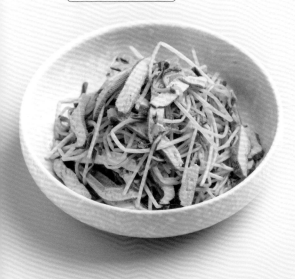

香干拌豌豆苗 凉菜

材料
豌豆苗 300 克，豆腐干 100 克。

调料
生抽 3 克，香油 2 克。

做法
1 豌豆苗洗净，入锅中煮 15 秒后捞出，沥干备用；豆腐干洗净切丝，入开水中焯一下，沥干放凉。
2 将豌豆苗和豆腐干丝放入盆中，加入生抽、香油，拌匀装盘即可。

焯烫一下减少用油量
将豌豆苗用沸水焯烫一下，可以减少用油量，只需放少量香油就可以起到提香的效果，而且控糖效果也好。

平菇豆苗沙拉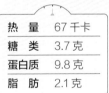

材料
豌豆苗 250 克，平菇、木瓜各 100 克。

调料
盐 3 克，橄榄油 2 克。

做法
1 蘑菇洗净，撕成小片，入沸水中焯一下，捞出沥干；豌豆苗洗净，入开水中焯一下，捞出沥干；木瓜洗净，去皮及子，切小块。
2 将焯好的蘑菇和豌豆苗放入盘中，加上木瓜块，加入盐和橄榄油搅拌均匀即可。

热 量	49 千卡
糖 类	7.7 克
蛋白质	4.1 克
脂 肪	0.8 克

肉丝炒豌豆苗 热菜

材料
豌豆苗 400 克，猪瘦肉 50 克。

调料
葱段、姜片、蒜片各 5 克，酱油 4 克，生抽、料酒各少许。

做法
1 豌豆苗洗净；猪瘦肉洗净，切丝，加入生抽、料酒腌渍 15 分钟。
2 锅内倒油烧至六成热，倒入葱段、姜片、蒜片炒香，放入肉丝翻炒，加入豌豆苗翻匀，淋上酱油即可。

热 量	67 千卡
糖 类	3.7 克
蛋白质	9.8 克
脂 肪	2.1 克

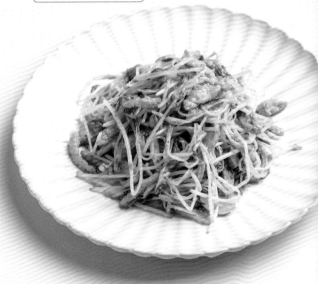

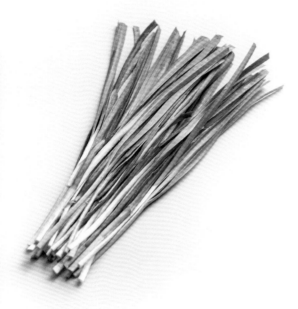

韭菜

利便，控糖

热　　量：29 千卡 /100 克
推荐用量：50~100 克 / 天
有效控糖吃法：炒食、做馅
控糖关键营养素：膳食纤维、含硫化合物

热　量	84 千卡
糖　类	7.3 克
蛋白质	7.9 克
脂　肪	3.1 克

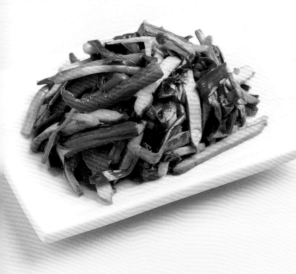

香干炒韭菜 热菜

材料
韭菜 300 克，豆腐干（香干）100 克，红甜椒 50 克。

调料
姜丝、盐、生抽各 3 克。

做法
1 韭菜择洗净，切成段；豆腐干切成长条；红甜椒洗净，去蒂及子，切丝。
2 锅内倒油烧至七成热，爆香姜丝，放豆腐干条、红甜椒丝、生抽翻炒，倒韭菜段、盐，炒至断生即可。

韭菜炒鸡蛋 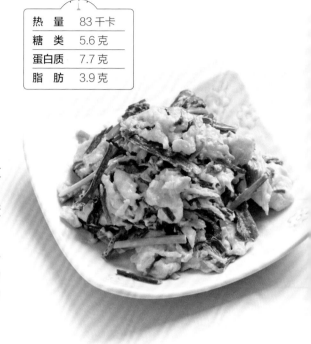热菜

材料

鸡蛋 2 个（120 克），韭菜 300 克。

调料

盐适量。

做法

1 韭菜择洗净，沥干水分，切成段，放入大碗内，磕入鸡蛋液，放盐搅匀。

2 锅内倒油烧至六成热，倒入韭菜鸡蛋液炒熟即可。

韭菜 + 鸡蛋，营养更全面 ————

韭菜富含膳食纤维，可提高胰岛素受体的敏感性，搭配鸡蛋，能帮助提高胰岛素的利用率，营养也更全面。

热 量	83 千卡
糖 类	5.6 克
蛋白质	7.7 克
脂 肪	3.9 克

韭菜猪肉馅饼 主食

材料

韭菜 200 克，猪瘦肉 150 克，面粉 300 克。

调料

酱油、盐各适量，胡椒粉少许。

做法

1 猪瘦肉洗净剁碎；韭菜洗净，切末，与猪肉碎、胡椒粉、酱油拌匀做成馅。

2 面粉加温水制成面团，醒 20 分钟，擀成面皮，包入馅，做成馅饼生坯。

3 平底锅放适量植物油烧至五成热，下入生坯，煎至两面金黄即可。

选猪瘦肉，脂肪少、营养好 ————

虽然做馅饼一般用五花肉，但糖尿病患者用瘦肉做馅更有助于控糖。

热 量	100 千卡
糖 类	1.8 克
蛋白质	8.5 克
脂 肪	6.6 克

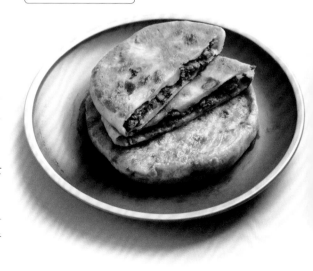

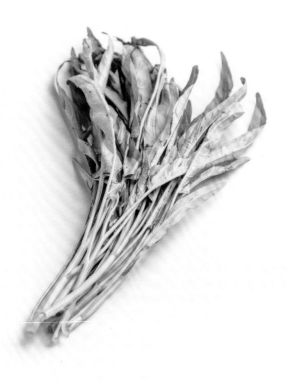

空心菜

改善 2 型糖尿病症状

热　　量：23 千卡 /100 克
推荐用量：100 克 / 天
有效控糖吃法：炒食
控糖关键营养素：膳食纤维、胰岛素样成分

热　量	23 千卡
糖　类	4.9 克
蛋白质	2.3 克
脂　肪	0.3 克

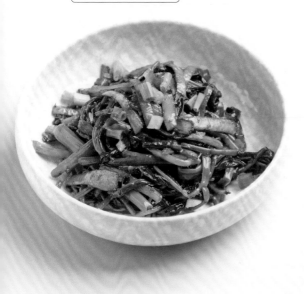

椒丝腐乳空心菜 热菜

材料
空心菜 300 克，尖椒 50 克。

调料
葱花 5 克，腐乳 4 克。

做法
1 空心菜择洗净，沸水焯烫，沥干水分；尖椒洗净，去蒂及子，切丝。
2 锅内倒油烧热，炒香葱花，放入腐乳用锅铲碾碎，下入空心菜和尖椒丝翻炒至熟即可。

用腐乳代替盐
空心菜沸水焯熟，爆香葱花，这样可以减少用油，适合糖尿病患者食用。腐乳炒好后再加入空心菜。因为腐乳含盐较高，所以这道菜不用再加盐。

蒜蓉空心菜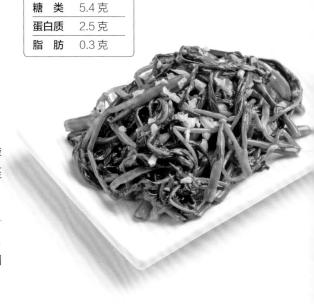

材料

空心菜 300 克，蒜蓉 20 克。

调料

盐 3 克。

做法

1 空心菜去除老梗，择洗净，切段。

2 锅置火上，倒油烧至六成热，下蒜蓉
爆香，倒入空心菜段，加盐煸炒至
熟即可。

大火快炒营养好 ─────

空心菜茎叶营养价值高，宜用大火快炒，
避免营养流失。搭配富含大蒜素的大蒜同
炒，有助于促进胰岛素的分泌。

热 量	32 千卡
糖 类	5.4 克
蛋白质	2.5 克
脂 肪	0.3 克

热 量	65 千卡
糖 类	12.2 克
蛋白质	3.8 克
脂 肪	0.8 克

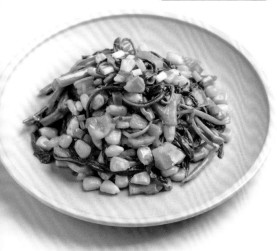

玉米粒炒空心菜

材料

空心菜 300 克，玉米粒 100 克，柿子椒
50 克。

调料

盐 3 克，葱花、姜末、蒜末各适量。

做法

1 空心菜洗净，入沸水中焯烫，沥干，
切段；柿子椒洗净，去蒂及子，切块。

2 锅内倒油烧至七成热，爆香姜末、蒜
末，倒玉米粒、空心菜段、柿子椒块
炒熟，加盐调匀，撒上葱花即可。

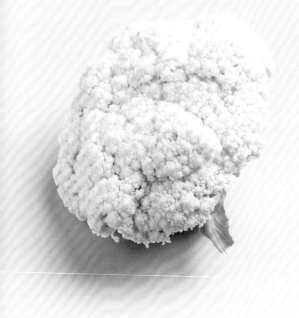

菜花

抗氧化，促便

热　　量: 26 千卡 /100 克
GI　　值: 15
推荐用量: 100 克 / 天
有效控糖吃法: 炒食、凉拌
控糖关键营养素: 铬、维生素 C

热量	37 千卡
糖类	7.4 克
蛋白质	2.1 克
脂肪	0.5 克

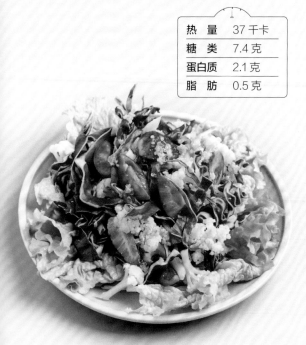

蔬菜花园沙拉 凉菜

材料

菜花、生菜、紫甘蓝各 100 克，圣女果、草莓各 50 克，藜麦 5 克，青柠檬 20 克。

做法

1 菜花洗净，掰朵，入开水中煮熟，捞出沥干；生菜洗净，撕片；紫甘蓝洗净，切丝；圣女果、草莓洗净，切成角；藜麦洗净，煮熟。

2 将生菜片铺在盘上，菜花、紫甘蓝、圣女果、草莓按喜欢的方式摆在盘中，撒上藜麦，挤上青柠汁即可。

茄汁菜花 热菜

材料

菜花 300 克，番茄 150 克。

调料

盐 3 克。

做法

1 菜花洗净，掰小朵，放入沸水中煮熟，捞出沥干；番茄洗净，切成小块。

2 锅内倒油烧至七成热，倒入番茄块翻炒至软，倒入菜花，加入盐调味即可。

热 量	36 千卡
糖 类	6.6 克
蛋白质	2.6 克
脂 肪	0.3 克

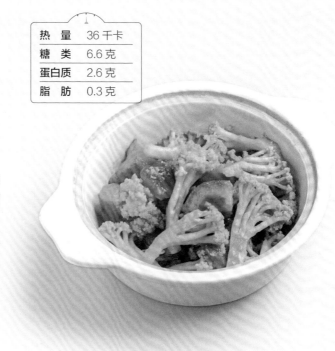

热 量	46 千卡
糖 类	4.1 克
蛋白质	5.1 克
脂 肪	1.2 克

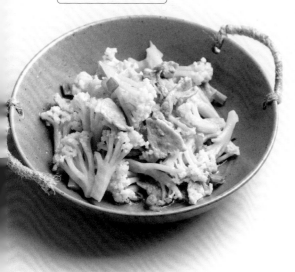

菜花炒肉片 热菜

材料

菜花 250 克，猪瘦肉 50 克。

调料

盐 1 克，生抽 3 克，葱花、姜末、蒜末各 5 克。

做法

1 菜花洗净，掰成小朵，焯至八成熟；猪瘦肉洗净，切片，放入锅中焯熟。

2 炒锅倒入植物油烧至七成热，下姜末、蒜末炒出香味，倒入肉片翻炒片刻，再倒入菜花翻炒，加适量水、生抽。

3 待菜花熟透，加盐调味，撒上葱花即可。

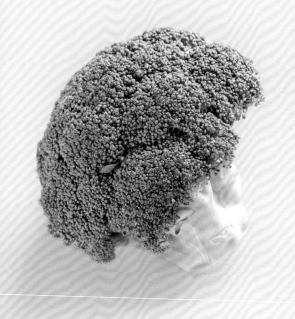

西蓝花

提高胰岛素敏感性

热　　量：36 千卡 /100 克
GI　　值：15
推荐用量：50~100 克 / 天
有效控糖吃法：炒食、凉拌
控糖关键营养素：胡萝卜素、膳食纤维

热　量	45 千卡
糖　类	6.1 克
蛋白质	4.4 克
脂　肪	0.6 克

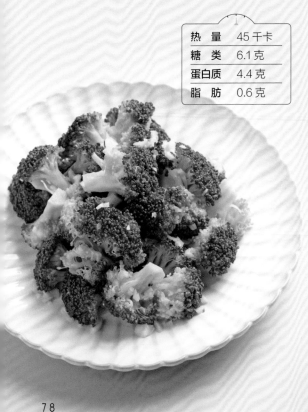

蒜蓉西蓝花 _{热菜}

材料
西蓝花 300 克，蒜蓉 20 克。

调料
盐 3 克，香油少许。

做法
1 西蓝花洗净，去柄，掰成小朵。
2 锅置火上，倒入清水烧沸，将西蓝花焯一下，捞出。
3 锅内放油，烧至六成热，将蒜蓉下锅爆香，倒入西蓝花，加盐翻炒至熟，点香油调味即可。

焯水减少用油量
西蓝花用开水焯过后不仅口感更好，且减少用油量，有利于控血糖。

清炒双花 热菜

热 量	24 千卡
糖 类	4.0 克
蛋白质	2.6 克
脂 肪	0.4 克

材料

西蓝花、菜花各 150 克。

调料

蒜片 5 克，盐少许。

做法

1 西蓝花和菜花掰成小朵，冲洗干净，放入开水锅中焯水，捞出过凉备用。
2 锅内倒油烧至六成，加蒜片爆香，放入西蓝花和菜花，加盐，翻炒均匀即可。

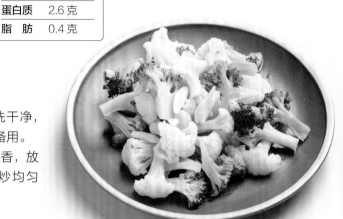

虾仁炒西蓝花 热菜

热 量	80 千卡
糖 类	3.7 克
蛋白质	15.2 克
脂 肪	1.3 克

材料

虾仁 80 克，西蓝花 300 克。

调料

料酒 10 克，美极鲜酱油、蒜末各 5 克。

做法

1 西蓝花去柄，掰小朵，洗净，用沸水焯烫；虾仁洗净，去虾线，入沸水焯烫，过凉，沥水。
2 锅内倒油烧至六成热，放入蒜末爆香，加入虾仁翻炒。
3 烹入料酒，倒入西蓝花大火爆炒，加入美极鲜酱油调味即可。

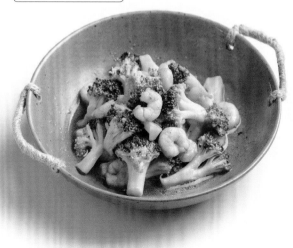

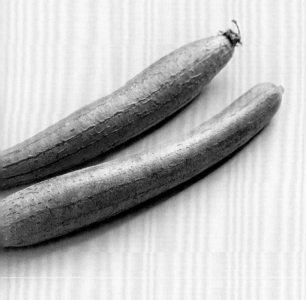

丝瓜

利尿，控糖

热　　量：21 千卡 /100 克
推荐用量：60~100 克 / 天
有效控糖吃法：炒食、煲汤
控糖关键营养素：皂苷、瓜氨酸

热 量	79 千卡
糖 类	5.3 克
蛋白质	6.3 克
脂 肪	3.7 克

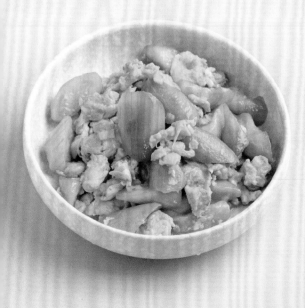

鸡蛋炒丝瓜 热菜

材料
丝瓜 300 克，鸡蛋 2 个（120 克）。

调料
盐 3 克，姜末、葱末、蒜末各 5 克。

做法

1 丝瓜洗净，去皮，冲洗，切滚刀块，入沸水焯烫，捞出沥干。

2 鸡蛋磕入碗中，打散，炒熟，盛出。

3 锅留底油烧热，爆香姜末、葱末、蒜末，放入丝瓜块翻炒，加入鸡蛋，加盐炒匀即可。

做丝瓜菜宜清淡少油
烹制丝瓜时，宜清淡少油，这样除了能体现丝瓜的香嫩爽口、保持其青翠的色泽外，还能充分利用其所含的营养物质，最大限度发挥控糖功效。

毛豆烧丝瓜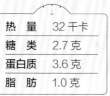

热　量	61 千卡
糖　类	7.0 克
蛋白质	5.2 克
脂　肪	1.8 克

材料
丝瓜 250 克，毛豆 100 克。

调料
葱丝、姜末、盐各 3 克，水淀粉少许。

做法

1 丝瓜去皮，洗净，切块；毛豆剥粒，洗净。

2 锅内倒油烧至七成热，煸香葱丝、姜末，放毛豆粒、水烧 10 分钟，盛出备用。

3 油锅再次烧热，下丝瓜块炒软，倒毛豆粒，加盐，用水淀粉勾芡即可。

鱼丸丝瓜汤

热　量	32 千卡
糖　类	2.7 克
蛋白质	3.6 克
脂　肪	1.0 克

材料
净草鱼肉 50 克，丝瓜 200 克。

调料
葱花、姜片各 10 克，盐、胡椒粉、香油各 3 克。

做法

1 鲤鱼肉洗净，切碎；丝瓜洗净，去皮，切块。

2 锅内加水煮开，下入葱花、姜片，水沸后再煮 2 分钟，捞出葱姜，留下葱姜水。

3 将葱姜水倒入盆内，放上鱼肉、盐和胡椒粉拌匀后揉 20 分钟，捏成鱼丸。

4 锅内倒水烧开，放入丝瓜块、鱼丸煮至鱼丸漂起，加盐、香油调味即可。

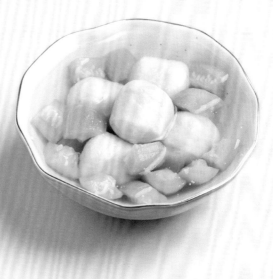

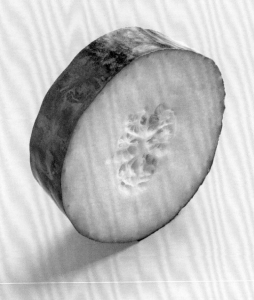

冬瓜

有助于 2 型糖尿病患者减肥

热　　量: 12 千卡 /100 克

推荐用量: 100 克 / 天

有效控糖吃法: 炖煮、炒食

控糖关键营养素: 丙醇二酸、葫芦巴碱

热　量	12 千卡
糖　类	2.6 克
蛋白质	0.4 克
脂　肪	0.2 克

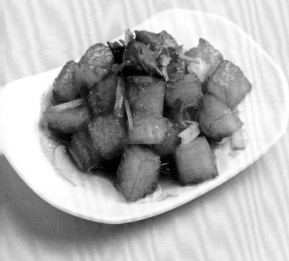

红烧冬瓜 热菜

材料

冬瓜 300 克。

调料

葱段、酱油各 5 克, 醋 6 克, 香菜段适量。

做法

1 冬瓜洗净, 去皮去子, 切成小块。

2 锅内倒油烧至六成热, 下入葱段爆香, 放入冬瓜块翻炒至半透明时, 调入酱油, 加入没过冬瓜的清水, 煮至冬瓜变透明状时, 加醋调味, 撒上香菜段即可。

肉末冬瓜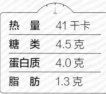

材料

冬瓜 400 克，猪瘦肉 50 克，枸杞子 5 克。

调料

葱末、姜末各 5 克，盐 3 克。

做法

1 猪瘦肉洗净，剁成末；枸杞子浸泡备用；冬瓜洗净，去皮去子，切成厚片，整齐地摆放盘中。

2 锅中倒油烧至七成热，放入葱末、姜末炒香，放肉末炒散，加盐炒匀盛出，放冬瓜片上，再放上枸杞子，入蒸锅蒸 8 分钟即可。

热 量	41 千卡
糖 类	4.5 克
蛋白质	4.0 克
脂 肪	1.3 克

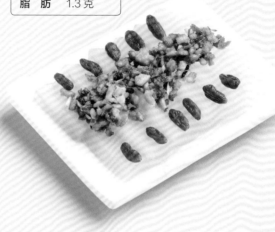

海带冬瓜汤

材料

冬瓜 150 克，水发海带 50 克。

调料

盐、葱段各适量。

做法

1 将冬瓜洗净，去皮、去瓤，切块；水发海带洗净，切块备用。

2 锅置火上，倒适量清水，放入冬瓜块、海带块煮沸，出锅前撒上葱段，放少许盐调味即可。

烹饪冬瓜时要少放盐

烹制冬瓜时，盐要少放、晚放，这样口感好，也做到了低盐。尤其是煲冬瓜汤时，更应清淡，出锅前加少许盐即可。

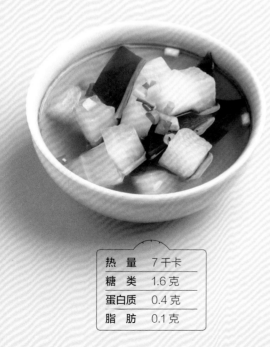

热 量	7 千卡
糖 类	1.6 克
蛋白质	0.4 克
脂 肪	0.1 克

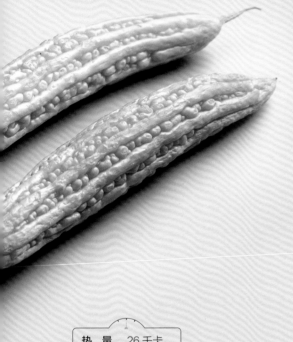

苦瓜

减轻胰岛负担

热　　量：22 千卡 /100 克
推荐用量：50~100 克 / 天
有效控糖吃法：凉拌、炒食
控糖关键营养素：苦瓜皂苷、维生素 C

热　量	26 千卡
糖　类	5.7 克
蛋白质	1.2 克
脂　肪	0.1 克

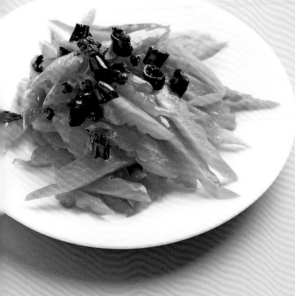

凉拌苦瓜 凉菜

材料
苦瓜 350 克。

调料
盐 3 克，代糖 4 克，蒜末、醋各 5 克，香油、花椒、干辣椒段各少许。

做法
1 苦瓜洗净，切开，去瓤，切成片，焯熟后捞出过凉，控干。
2 将苦瓜片和蒜末、盐、代糖、醋、香油拌匀。
3 锅置火上，倒油烧热后放入花椒、干辣椒段煸炒出香味，淋在苦瓜片上即可。

苦瓜不宜浸泡除苦味 ————
苦瓜越苦，其苦瓜皂苷（被证实具有控糖功效）含量就越高，因此不建议凉拌时用盐水浸泡去除苦味。

白灼苦瓜 热菜

热 量	33千卡
糖 类	7.4克
蛋白质	1.5克
脂 肪	0.2克

材料
苦瓜450克。

调料
生抽、醋各8克，蒜末6克，盐、代糖
各3克。

做法
1 苦瓜洗净，切开去瓤，切片，焯水，
   捞出。
2 锅内倒油烧至七成热，放蒜末炒香后
   浇到苦瓜上。
3 将适量温水、生抽、醋、代糖和盐调
   成酱汁，倒入锅中煮开，最后将酱汁
   浇到苦瓜上即可。

急火快煮营养损失少
苦瓜宜用急火快煮的烹饪方式，不要烹调得
过于熟烂，这样可以较好地保留其控糖成分。

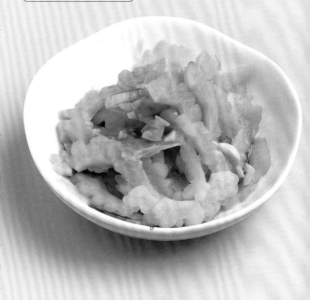

苦瓜炒肉片 热菜

热 量	77千卡
糖 类	7.0克
蛋白质	8.1克
脂 肪	2.2克

材料
苦瓜400克，猪瘦肉100克。

调料
盐、生抽、代糖各3克，葱段、姜片、
蒜末各5克。

做法
1 苦瓜洗净，切开去瓤，切片；猪瘦肉
   洗净，切片，加生抽腌渍。
2 锅内倒油烧热，爆香葱段、姜片、蒜
   末，炒香肉片，再放入苦瓜片炒熟，
   加盐调味，调入代糖炒匀即可。

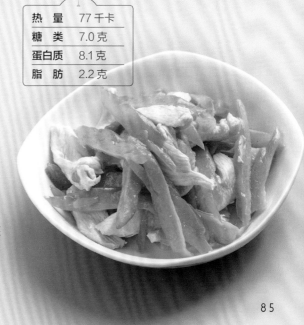

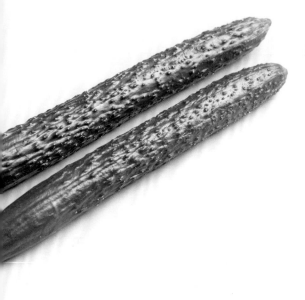

黄瓜

适合糖尿病患者充饥

热　量: 16 千卡 /100 克

GI　值: 15

推荐用量: 100 克 / 天

有效控糖吃法: 凉拌、生食

控糖关键营养素: 葡萄糖苷、丙醇二酸

热　量	23 千卡
糖　类	2.8 克
蛋白质	1.0 克
脂　肪	0.9 克

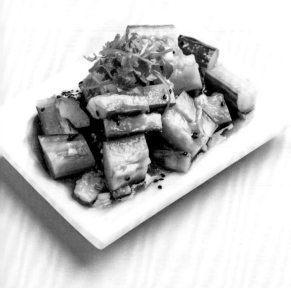

拍黄瓜 凉菜

材料

黄瓜 250 克,熟黑芝麻 5 克。

调料

盐 3 克,蒜末、醋、香菜末各适量,香油 2 克。

做法

1 黄瓜洗净,用刀拍至微碎,切块。

2 将黄瓜块放在盘中,加盐、蒜末、醋、香菜末和香油拌匀,撒上熟黑芝麻即可。

黄瓜拍扁就行,别拍太碎

凉拌时最好拍黄瓜,用刀背将黄瓜拍扁,不要拍得太碎,以免造成营养成分的流失。大蒜和醋都有助于控血糖,凉拌时适量加一些,不仅可以杀菌解毒,还可以帮助控血糖。

豆皮炒黄瓜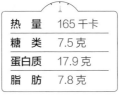

热 量	165 千卡
糖 类	7.5 克
蛋白质	17.9 克
脂 肪	7.8 克

材料

黄瓜 200 克，胡萝卜 50 克，豆腐皮 100 克。

调料

生抽、料酒各 6 克，蒜末 5 克，盐 2 克。

做法

1 黄瓜洗净，切片；胡萝卜洗净，切片，焯水，捞出；豆腐皮洗净，切条。

2 锅内倒油烧至七成热，爆香蒜末，放入黄瓜片、胡萝卜片和豆腐皮翻炒均匀，加入生抽、料酒翻匀，加盐调味即可。

黄瓜是加餐的好选择

糖尿病患者不妨随身携带一根黄瓜。黄瓜的含糖量不到 5%，且能增加饱腹感，对糖尿病患者而言是不错的解饥食品。两餐之间感到饥饿时，吃上一根或半根黄瓜，相当于加餐一次。

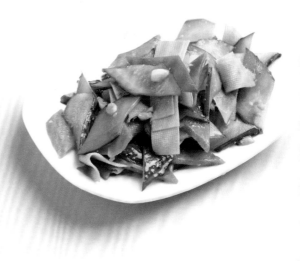

黄瓜鸡蛋汤

材料

黄瓜 150 克，鸡蛋 2 个（120 克），胡萝卜 50 克。

调料

盐 3 克。

做法

1 黄瓜洗净，切薄片；鸡蛋打散，搅匀；胡萝卜洗净，切薄片，焯熟。

2 锅内倒适量清水烧开，倒入胡萝卜片、黄瓜片煮沸，倒入打散的鸡蛋液搅匀，加盐调味即可。

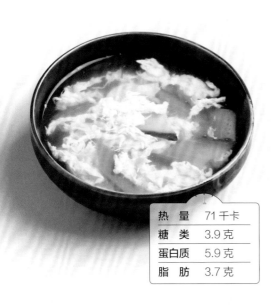

热 量	71 千卡
糖 类	3.9 克
蛋白质	5.9 克
脂 肪	3.7 克

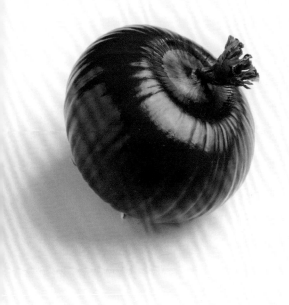

洋葱

保护胰岛细胞

热　　量：40 千卡 /100 克
推荐用量：50 克 / 天
有效控糖吃法：凉拌、炒食
控糖关键营养素：槲皮素

热　量	36 千卡
糖　类	7.9 克
蛋白质	1.2 克
脂　肪	0.2 克

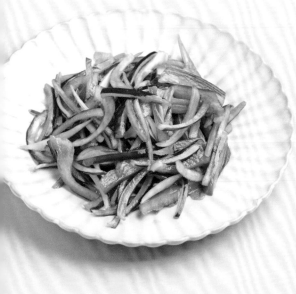

凉拌洋葱 凉菜

材料
洋葱 200 克，柿子椒 100 克。

调料
醋 8 克，酱油 5 克，香油少许。

做法
1 洋葱洗净，切丝；柿子椒洗净，去蒂及子，切细丝。
2 将洋葱丝、柿子椒丝放盘中，加入醋、酱油、香油拌匀即可。

凉拌控糖效果好
洋葱凉拌，能最大限度地发挥其降血脂、控血糖的功效。但是洋葱一次不宜食用太多，否则会导致胀气和排气过多。

洋葱炒鸡蛋 热菜

热 量	84 千卡
糖 类	7.1 克
蛋白质	6.1 克
脂 肪	3.7 克

材料

洋葱 200 克，鸡蛋 2 个（120 克）。

调料

盐 2 克，姜片适量。

做法

1 洋葱洗净，切片；鸡蛋加点盐打散，放油锅中炒成蛋花，盛出备用。

2 锅中留底油，油热后加姜片爆香，倒入洋葱片翻炒，倒入鸡蛋略翻炒，加盐调味即可。

洋葱炒至嫩脆最佳

用洋葱炒菜，宜烹炒至嫩脆且有一些微辣为佳，能防止烹饪时间过长导致营养物质被破坏，这样对糖尿病患者更有益。

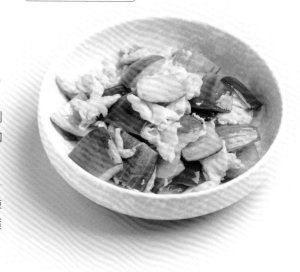

洋葱炒肉丝 热菜

热 量	51 千卡
糖 类	6.3 克
蛋白质	4.1 克
脂 肪	1.2 克

材料

洋葱 200 克，猪瘦肉 50 克。

调料

葱末、蒜末各 5 克，酱油、料酒各 3 克，盐 2 克。

做法

1 洋葱去皮，洗净，切片；猪瘦肉洗净，切丝，用酱油、料酒腌渍 10 分钟。

2 锅内倒油烧至七成热，爆香葱末、蒜末，滑入肉片迅速炒散，至变色后加入洋葱片翻炒，直到炒出香味，加盐调味即可。

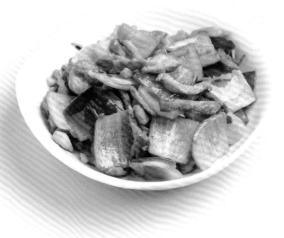

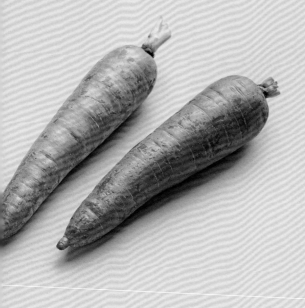

胡萝卜

预防糖尿病并发心血管病

热　　量：46 千卡 /100 克
GI　　值：71
推荐用量：50~100 克 / 天
有效控糖吃法：炒食、炖汤
控糖关键营养素：胡萝卜素、维生素 C

热　量	98 千卡
糖　类	8.9 克
蛋白质	8.1 克
脂　肪	3.6 克

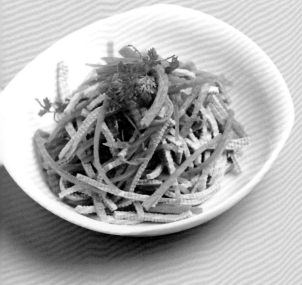

豆腐丝拌胡萝卜 凉菜

材料
胡萝卜 200 克，豆腐丝 100 克。

调料
盐 3 克，香菜适量，香油 2 克。

做法

1 将豆腐丝洗净，切成短段，放入沸水中焯透；胡萝卜洗净，切成细丝，放入沸水中焯一下。

2 将胡萝卜丝、豆腐丝放入盘内，加盐、香菜和香油拌匀即可。

吃胡萝卜时宜细嚼慢咽
吃胡萝卜时，如果狼吞虎咽吃下去，只能吸收其中很少一部分胡萝卜素，而细嚼慢咽可增加营养物质的吸收。

胡萝卜炒肉丝 热菜

热 量	69 千卡
糖 类	7.2 克
蛋白质	6.3 克
脂 肪	1.8 克

材料

胡萝卜 200 克，猪瘦肉 80 克。

调料

葱丝、姜丝各 4 克，盐 3 克，生抽、料酒、酱油各 5 克。

做法

1 胡萝卜洗净，切丝；猪瘦肉洗净，切丝，用料酒、酱油、生抽腌渍 5 分钟。
2 锅内倒油烧至七成热，用葱丝、姜丝炝锅，下入肉丝翻炒至变色，盛出。
3 锅底留油烧热，放入胡萝卜丝煸炒，加盐和适量水，稍焖，待胡萝卜丝熟时，加肉丝翻炒均匀即可。

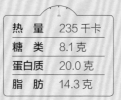

胡萝卜炖羊肉 汤羹

热 量	235 千卡
糖 类	8.1 克
蛋白质	20.0 克
脂 肪	14.3 克

材料

胡萝卜、羊肉各 300 克。

调料

葱段、姜片、香葱段、料酒各适量，盐 3 克。

做法

1 胡萝卜洗净，切块；羊肉洗净，切块，入沸水中焯透，捞出。
2 锅内倒油烧至六成热，放入葱段、姜片炒香，倒入羊肉块和胡萝卜块翻炒均匀，调入料酒，加适量清水大火煮沸，转小火煮至羊肉熟透，用盐调味，撒上香葱段即可。

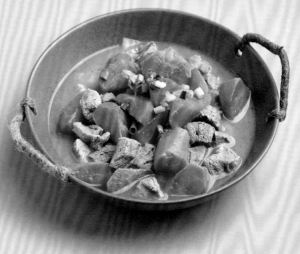

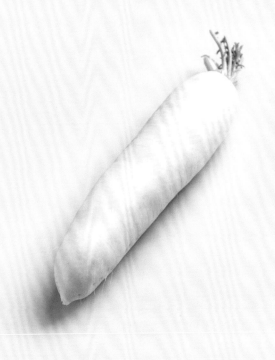

白萝卜

降低餐后血糖，防止便秘

热　　量：23 千卡 /100 克
推荐用量：100 克 / 天
有效控糖吃法：凉拌、炖汤
控糖关键营养素：可溶性膳食纤维

热　量	25 千卡
糖　类	5.4 克
蛋白质	1.0 克
脂　肪	0.1 克

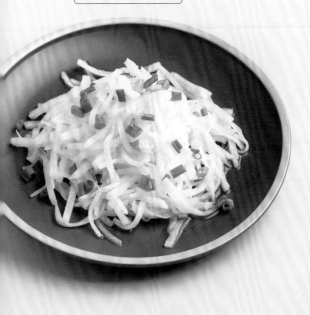

葱油萝卜丝 凉菜

材料
白萝卜 300 克，大葱 20 克。

调料
盐、香油各 3 克，葱花适量。

做法
1 白萝卜洗净，去皮，切丝，用盐腌渍，沥水，挤干；大葱洗净，切丝。
2 锅置火上，倒油烧至六成热，下葱丝炸出香味，浇在萝卜丝上拌匀，撒上葱花即可。

萝卜的分段式吃法

白萝卜顶部 3~5 厘米处维生素 C 含量最多，烹饪宜切丝、条，快速烹调，以防止维生素 C 被大量破坏。白萝卜中段到尾段含有的淀粉酶和芥子油较丰富，削皮生吃是糖尿病患者代替水果的上选。

清炒萝卜条

材料

白萝卜300克。

调料

香菜段10克，葱末、姜末各5克，盐3克，花椒2克。

做法

1 白萝卜洗净，切条。

2 锅内倒油烧至七成热，放入花椒、葱末、姜末爆香，放入萝卜条炒匀，再加少许水略焖1分钟。

3 待萝卜条快熟时，撒上香菜段，加盐调味即可。

热 量	23 千卡
糖 类	5.0 克
蛋白质	0.9 克
脂 肪	0.1 克

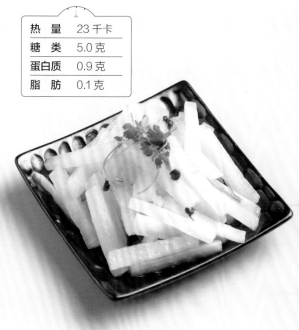

热 量	13 千卡
糖 类	2.1 克
蛋白质	1.4 克
脂 肪	0.1 克

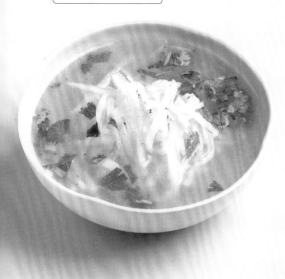

虾皮萝卜汤

材料

白萝卜150克，虾皮10克。

调料

胡椒粉、香菜末、姜末、香油各适量。

做法

1 白萝卜洗净，去皮，切成丝。

2 锅内加入适量清水、姜末，烧开后，放入白萝卜丝煮至软，放入虾皮，加胡椒粉、香油调味，最后撒上香菜末即可。

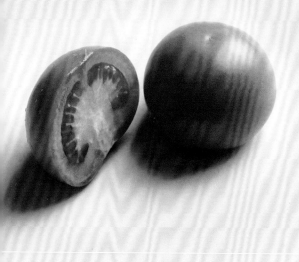

番茄

减少胰岛细胞的损害

热　　量：19 千卡 /100 克
GI　　值：15
推荐用量：100～200 克 / 天
有效控糖吃法：炒食、煲汤、生食
控糖关键营养素：番茄红素

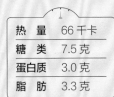

热　量	66 千卡
糖　类	7.5 克
蛋白质	3.0 克
脂　肪	3.3 克

凉拌番茄 凉菜

材料
番茄 350 克，洋葱、黄瓜各 50 克，熟花生米 20 克。

调料
香菜段、蒜末各 10 克，盐 5 克。

做法
1 番茄洗净，切片；洋葱洗净，切片；黄瓜洗净，切片。
2 将番茄片、洋葱片、黄瓜片、香菜段、熟花生米盛盘，倒入蒜末和盐，拌匀即可。

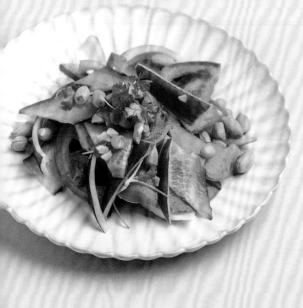

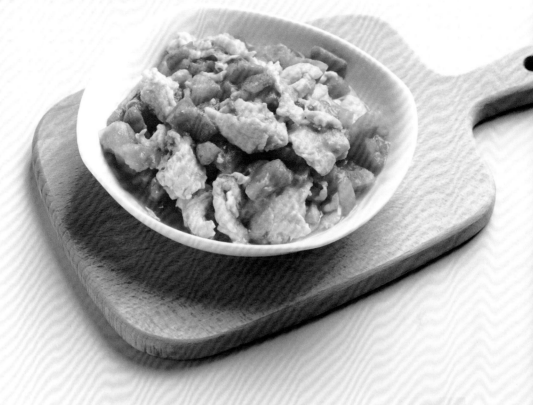

番茄炒鸡蛋 热菜

材料

番茄 250 克，鸡蛋 2 个（120 克）。

调料

葱花 5 克，盐 3 克，代糖少许。

做法

1 番茄洗净，去皮，切块。

2 鸡蛋磕开，搅匀蛋液，放油锅中炒熟，盛出。

3 锅内倒油烧至七成热，爆香葱花，放入番茄块翻炒，待番茄出汁，放炒好的鸡蛋炒匀，加盐、代糖炒匀即可。

番茄生吃、熟吃营养不同

番茄生吃、熟吃都很美味，生吃更有利于吸收维生素 C，熟吃更有利于吸收番茄红素。番茄红素有很强的清除氧自由基和抗氧化作用，可减少对胰岛细胞及胰岛素受体的损害，提高胰岛素质量和受体敏感性，帮助调血糖。

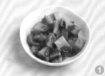

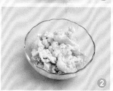

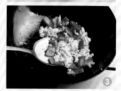

热 量	74 千卡
糖 类	4.5 克
蛋白质	6.1 克
脂 肪	3.7 克

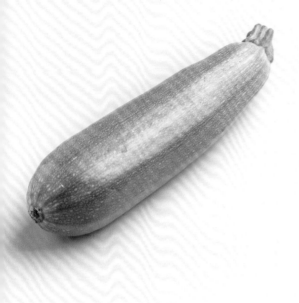

西葫芦

糖尿病患者的优选食物

热　　量: 19 千卡 /100 克
推荐用量: 100 克 / 天
有效控糖吃法: 炒食
控糖关键营养素: 瓜氨酸、天门冬氨
酸、葫芦巴碱

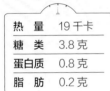

热　量	19 千卡
糖　类	3.8 克
蛋白质	0.8 克
脂　肪	0.2 克

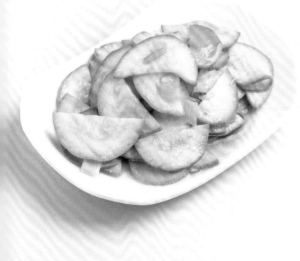

清炒西葫芦 热菜

材料
西葫芦 300 克。

调料
醋 10 克，葱末 8 克，姜片 5 克，盐 3 克。

做法
1 西葫芦洗净，切片。
2 锅内倒油烧至七成热，放入葱末、姜
　片炒香，放西葫芦片翻炒。
3 西葫芦片快熟时倒入醋和盐炒熟即可。

炒制时油温别过高
炒西葫芦时，别等油冒烟了再烧锅，否则
高温加热容易产生致癌物质，对健康不利。
此外，最后放盐可以减少食材对盐的吸收，
降低人体对盐的摄入量。

西葫芦肉片汤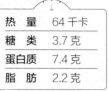

材料

西葫芦 250 克，猪瘦肉 100 克。

调料

淀粉 5 克，盐、香油各 3 克，胡椒粉 2 克。

做法

1 西葫芦洗净，去蒂，切片；猪瘦肉洗净，切片，加盐、淀粉抓一下，焯熟。

2 锅内倒油烧至七成热，加肉片、西葫芦片翻炒几下，加入适量开水，大火煮开后加胡椒粉、香油即可。

热 量	64 千卡
糖 类	3.7 克
蛋白质	7.4 克
脂 肪	2.2 克

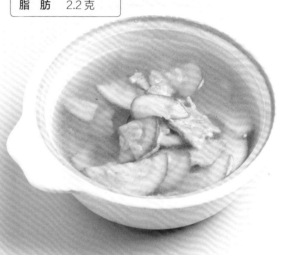

糊塌子

材料

面粉 200 克，鸡蛋 2 个（120 克），西葫芦 300 克，虾皮 5 克。

调料

盐 2 克。

做法

1 西葫芦洗净，切成细丝；虾皮用温水泡 10 分钟，洗净，捞出。

2 取盆加入面粉、适量水，边倒水边搅动，再加入鸡蛋、虾皮、盐搅匀，最后放入西葫芦丝搅匀成糊。

3 不粘锅加底油烧热，加入一勺面糊，转动锅使面糊呈圆饼状，加盖煎 2 分钟，翻面后再煎至呈金黄色即可。

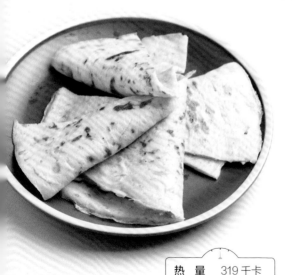

热 量	319 千卡
糖 类	54.4 克
蛋白质	14.9 克
脂 肪	4.9 克

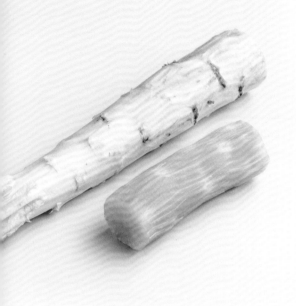

莴笋

改善糖代谢

热　　量：15 千卡 /100 克

GI　值：15

推荐用量：50~100 克 / 天

有效控糖吃法：炒食、凉拌

控糖关键营养素：膳食纤维

葱油莴笋丝 凉菜

热　量	17 千卡
糖　类	3.2 克
蛋白质	1.1 克
脂　肪	0.1 克

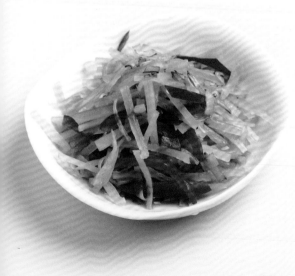

材料

莴笋 300 克，红甜椒 20 克。

调料

葱花 10 克，生抽 3 克，香油 2 克。

做法

1 莴笋去皮，洗净，切成丝；红甜椒洗净，去蒂及子，切丝。

2 将莴笋丝、红甜椒丝装盘，倒入生抽，撒上部分葱花。

3 锅内倒油烧至七成热，放剩下的葱花和香油炒出香味，浇在莴笋丝、红甜椒丝上即可。

莴笋做菜要少放盐

莴笋怕咸，盐要少放，不仅可防止营养成分外渗，还能更好地发挥莴笋调节血糖的作用。吃莴笋时，茎叶都要吃，叶子可以简单炒一下就行，这样能保证绝大部分营养的吸收。本菜用生抽代替了盐。

海蜇拌莴笋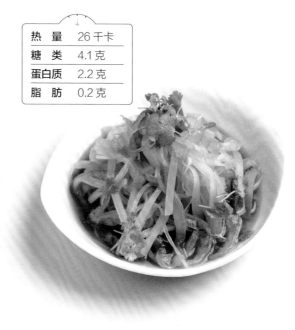

凉菜

热 量	26 千卡
糖 类	4.1 克
蛋白质	2.2 克
脂 肪	0.2 克

材料

海蜇皮 100 克，莴笋 300 克。

调料

盐、香油各 3 克，醋 10 克，香菜段适量。

做法

1 海蜇皮用清水浸泡去盐分，洗净，切丝，入沸水中焯烫，捞出沥干；莴笋去皮，洗净，切丝。

2 取盘，放入莴笋丝和海蜇皮丝，用盐、醋和香油调味，撒上香菜段即可。

热 量	82 千卡
糖 类	5.9 克
蛋白质	6.8 克
脂 肪	3.7 克

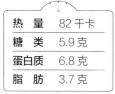

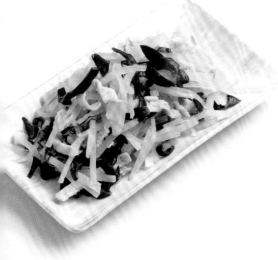

鸡蛋木耳炒莴笋

热菜

材料

莴笋 300 克，水发木耳 100 克，鸡蛋 2 个（120 克）。

调料

盐 3 克。

做法

1 莴笋去皮，洗净，切丝；水发木耳洗净，切丝；鸡蛋磕开，打散，搅匀。

2 平底锅倒油烧至七成热，倒入蛋液，转小火煎成蛋皮，盛出，凉凉，切成蛋丝。

3 锅内放油加热，倒入莴笋丝和木耳丝翻炒 2 分钟，放入盐炒匀，再倒入蛋丝翻炒匀即可。

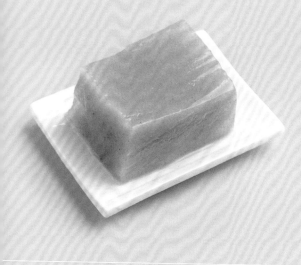

魔芋

控糖，通便

热　　量：37 千卡 /100 克
GI　　值：17
推荐用量：50~100 克 / 天
有效控糖吃法：凉拌、炒食
控糖关键营养素：膳食纤维

木耳拌魔芋 凉菜

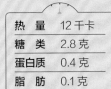

热　量	12 千卡
糖　类	2.8 克
蛋白质	0.4 克
脂　肪	0.1 克

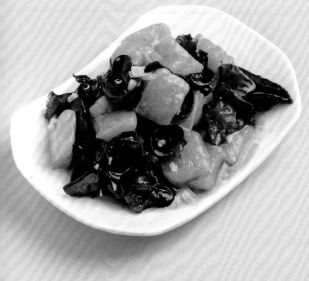

材料
魔芋豆腐 200 克，水发木耳 50 克。

调料
生抽 5 克，葱末、蒜末各 6 克，盐、胡椒粉各 2 克。

做法
1 魔芋豆腐切厚片，焯熟；水发木耳洗净，焯熟；将魔芋豆腐和木耳一起放入盘中。
2 锅内倒油烧热，放入葱末和蒜末爆香，再加入生抽、胡椒粉、盐小火炒匀，浇在魔芋豆腐和木耳上，拌匀即可。

让魔芋豆腐更入味的方法
魔芋豆腐不易入味，烹饪时可加些柠檬汁或胡椒粉来调味，最后出锅时放盐，这样可减少盐的摄入量。

时蔬炒魔芋 热菜

材料

魔芋豆腐 300 克，柿子椒、红甜椒、黄甜椒各 50 克，紫甘蓝 100 克。

调料

蒜片 10 克，盐 3 克。

做法

1 将魔芋豆腐洗净，切片，放沸水中焯烫，捞出沥干；柿子椒、红甜椒、黄甜椒和紫甘蓝分别洗净，切成条。

2 锅内倒油烧至七成热，放入蒜片炒至微黄，再放魔芋片翻炒均匀。

3 加入蔬菜翻炒 2 分钟，加盐调味即可。

魔芋宜搭配蔬菜一起做菜 ———————————

魔芋经过加工，会流失一些矿物质、维生素，搭配富含矿物质和维生素的蔬菜一起食用，能提高营养价值。

热 量	34 千卡
糖 类	7.7 克
蛋白质	1.3 克
脂 肪	0.2 克

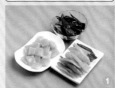

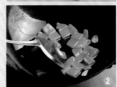

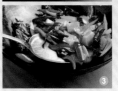

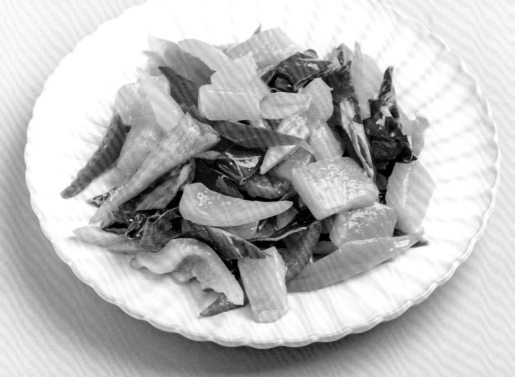

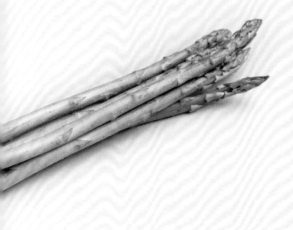

芦笋

有助于糖尿病患者改善症状

热　　量：22 千卡 /100 克
GI　　值：15
推荐用量：100 克 / 天
有效控糖吃法：炒食
控糖关键营养素：维生素 C、芦丁

热　量	109 千卡
糖　类	12.2 克
蛋白质	11.4 克
脂　肪	2.4 克

芦笋虾仁藜麦沙拉 凉菜

材料
芦笋 200 克，藜麦 5 克，虾仁 40 克，圣女果、熟玉米粒各 30 克，鸡蛋 1 个（60 克）。

调料
盐 3 克，橄榄油、醋、蒜末、柠檬汁、黑胡椒粉各适量。

做法
1 藜麦洗净，放入沸水中煮 12 分钟，捞出，沥干，放凉。
2 鸡蛋洗净，煮熟，剥壳，切碎；芦笋洗净，去根部，切小段；虾仁洗净，挑去虾线；圣女果洗净，对半切开。
3 将橄榄油、醋、蒜末、柠檬汁、盐、黑胡椒粉搅匀成油醋汁。
4 将所有材料放入碗中，加油醋汁拌匀即可。

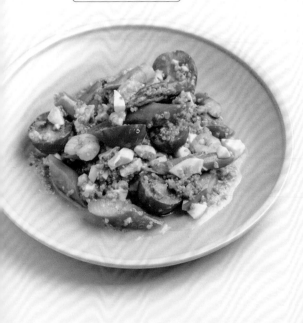

白灼芦笋 _{热菜}

材料

芦笋 300 克，红甜椒 20 克。

调料

葱白丝 10 克，蒸鱼豉油 5 克。

做法

1 芦笋洗净，去老根，切段；红甜椒洗净，去蒂及子，切成细丝。

2 锅内加适量清水烧沸，放入芦笋段焯烫 1~2 分钟，捞出过凉。

3 将芦笋段摆入盘中，淋上蒸鱼豉油，在上面撒上葱白丝和红甜椒丝，拌匀即可。

热 量	24 千卡
糖 类	3.4 克
蛋白质	1.5 克
脂 肪	0.1 克

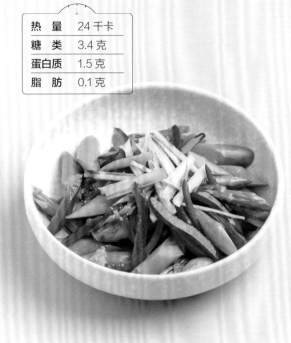

玉米百合炒芦笋 _{热菜}

材料

芦笋 200 克，鲜百合、玉米粒、柿子椒各 50 克。

调料

蒜末 5 克，盐 3 克。

做法

1 芦笋洗净，去老根，切段，在开水锅内焯一下，捞出沥干；鲜百合洗净，掰片；柿子椒洗净，去蒂及子，切片。

2 锅内倒油烧至七成热，放入蒜末爆香，再放柿子椒片、百合煸炒，加入芦笋段、玉米粒炒熟，加盐调味即可。

热 量	66 千卡
糖 类	13.2 克
蛋白质	2.4 克
脂 肪	0.3 克

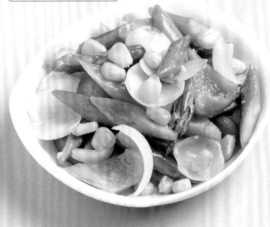

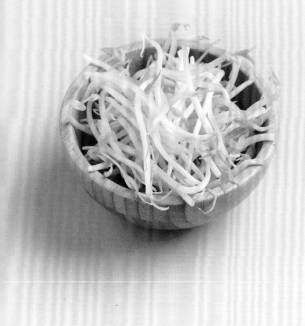

绿豆芽

调脂控糖，清热利尿

热　　量：19 千卡 /100 克
推荐用量：50~100 克 / 天
有效控糖吃法：凉拌、炒食
控糖关键营养素：膳食纤维、维生素 C

热　量	17 千卡
糖　类	2.1 克
蛋白质	1.7 克
脂　肪	0.1 克

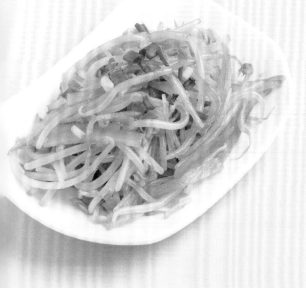

莴笋拌绿豆芽 凉菜

材料

绿豆芽 200 克，莴笋 80 克。

调料

醋、生抽、葱花各 5 克，盐、香油各 2 克。

做法

1 绿豆芽洗净；莴笋去皮，洗净，切丝；绿豆芽和莴笋分别放沸水中焯烫一下，捞出沥干装盘。

2 在盘中加入醋、生抽、盐拌匀，滴上香油，撒上葱花即可。

烹制绿豆芽时宜加醋

对于糖尿病患者来说，烹制绿豆芽时，盐不宜放得太多，炒时最好加些醋。醋可减少绿豆芽中维生素 C 的损失，还有助于稳定血糖。

芹菜炒绿豆芽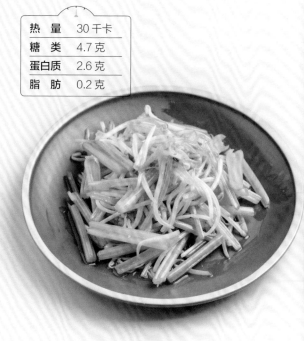

材料

绿豆芽 300 克，芹菜 200 克。

调料

醋 10 克，蒜末、葱花、姜丝各 5 克，盐 3 克。

做法

1 绿豆芽洗净，焯烫至半透明时捞出沥干；芹菜择洗净，切成长段。

2 锅内倒油烧至七成热，放入葱花、姜丝和蒜末爆香，倒入芹菜段翻炒均匀。

3 倒入绿豆芽炒至透明，加盐，出锅前倒入醋调味即可。

热 量	30 千卡
糖 类	4.7 克
蛋白质	2.6 克
脂 肪	0.2 克

热 量	22 千卡
糖 类	3.7 克
蛋白质	2.2 克
脂 肪	0.2 克

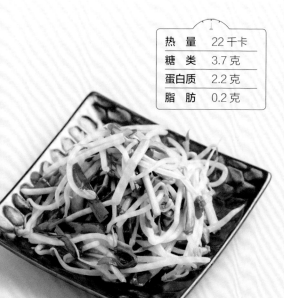

韭菜炒绿豆芽

材料

绿豆芽 250 克，韭菜 100 克。

调料

盐、葱丝、姜丝、醋各适量。

做法

1 将绿豆芽掐去两头，洗净，捞出控干；韭菜择洗净，切成长段。

2 锅内倒油烧热，用葱丝、姜丝炝锅，随即倒入绿豆芽翻炒几下，再倒入韭菜段，放入盐、醋炒匀即可。

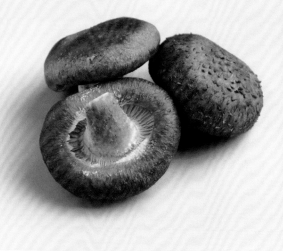

香菇

促进肝糖原合成，减轻糖尿病症状

热　　量：26 千卡 /100 克
推荐用量：50 克 / 天（鲜品）
有效控糖吃法：炒食、炖汤
控糖关键营养素：香菇多糖

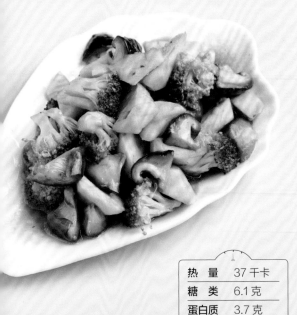

蚝油香菇笋 热菜

材料
鲜香菇 200 克，春笋、西蓝花各 100 克。

调料
蚝油 5 克。

做法

1 香菇洗净，对半切开，焯水后沥干；春笋洗净，去皮，切滚刀块；西蓝花洗净，掰成小朵。

2 锅内倒水烧开，分别放入春笋块和西蓝花焯烫，捞出沥干备用。

3 锅内倒油烧至七成热，放入香菇、西蓝花和春笋翻炒，倒蚝油炒匀即可。

热量	37 千卡
糖类	6.1 克
蛋白质	3.7 克
脂肪	0.5 克

烧二冬 热菜

材料

鲜香菇 150 克，冬笋 200 克。

调料

姜片、葱段各 5 克，盐 3 克，老抽、香油各适量。

做法

1 香菇洗净，切大块；冬笋去老根，凉水下锅煮 10 分钟，取出，切滚刀块。

2 锅内倒油烧热，煸香姜片和葱段，放入冬笋块、香菇块，调入老抽翻匀，加适量清水大火烧开，转小火煮 5 分钟。

3 转大火收汁，加盐调味，滴上香油即可。

热 量	30 千卡
糖 类	6.2 克
蛋白质	1.7 克
脂 肪	0.2 克

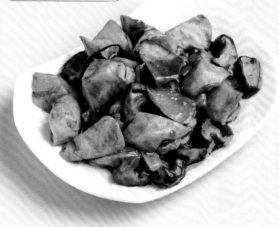

油菜香菇魔芋汤 汤羹

材料

油菜 80 克，鲜香菇 100 克，魔芋豆腐、胡萝卜各 50 克。

调料

盐 3 克，香油适量。

做法

1 油菜洗净，切成小段；鲜香菇洗净，去蒂，切小块；魔芋豆腐洗净，切块；胡萝卜洗净，切圆薄片。

2 锅中倒入清水大火烧开，放香菇块、魔芋块、胡萝卜片烧至八成熟，放油菜段煮熟，加盐调味，淋上香油即可。

热 量	50 千卡
糖 类	17.0 克
蛋白质	2.1 克
脂 肪	0.2 克

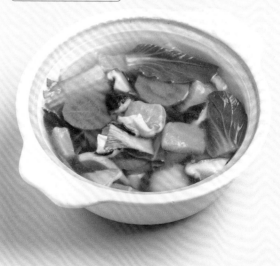

禽畜肉，每天 40~75 克

《中国居民膳食指南（2016）》建议成年人每天摄入禽畜肉类 40~75 克。糖尿病患者在禽畜肉的选择上优选瘦肉（包括去皮禽肉、瘦畜肉）。那么，40~75 克禽畜肉有多少？一起来看看吧！

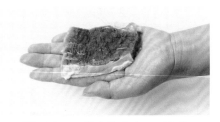

手掌厚度、一掌心的瘦肉 ≈ 50 克

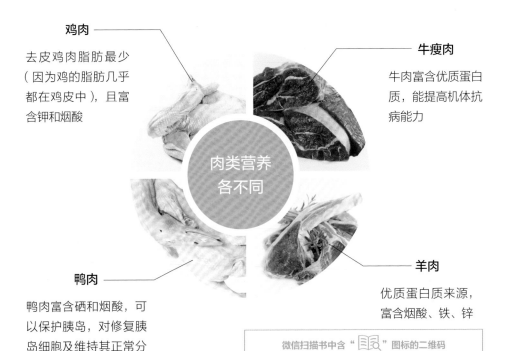

鸡肉

去皮鸡肉脂肪最少（因为鸡的脂肪几乎都在鸡皮中），且富含钾和烟酸

牛瘦肉

牛肉富含优质蛋白质，能提高机体抗病能力

肉类营养各不同

鸭肉

鸭肉富含硒和烟酸，可以保护胰岛，对修复胰岛细胞及维持其正常分泌有一定作用

羊肉

优质蛋白质来源，富含烟酸、铁、锌

微信扫描书中含"📖"图标的二维码
加入【读者交流群】，与其他读者，分享糖尿病相关知识。

减少肉类脂肪的烹饪技巧

　　糖尿病患者吃肉要巧妙，选择肉的时候，尽量选脂肪少的瘦肉，夹有脂肪的肉（如五花肉）不宜选择。另外，像腊肉、香肠、咸肉等最好远离，吃鸡肉、鸭肉时最好去皮。

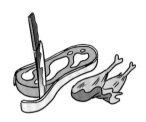

1 在烹饪之前去掉肥肉或皮

肥肉和皮等油脂多的部位，应该在烹饪前去掉。

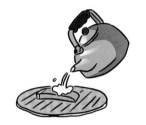

2 淋热水或焯烫去油脂

像五花肉等油脂多的肉类，可以放在筛子上，用热水淋一下去除多余的油脂，也可以焯烫去油。

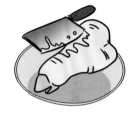

3 切成薄片

将肉切成薄片，可以增加表面积。所以烹饪过程中，油脂更容易溶出，进而减少油脂的摄入。

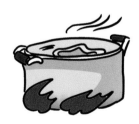

4 撇去油脂和杂质

对于油脂多的肉类，焯烫后，水面会出现一层油脂，去除后再烹饪。或炖肉汤时，等汤微凉后先撇掉汤面浮油再进食。

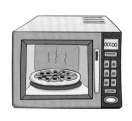

5 微波炉做菜

微波炉除了热菜，还能做很多少油低脂的菜肴。用微波炉做菜，能留住食材原味，使营养不至于流失太多。

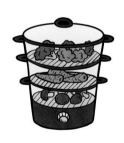

6 多用电锅或蒸锅

用电锅或蒸锅加热，也可以去除一些脂质。

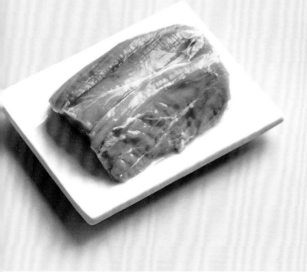

猪瘦肉

补充优质蛋白质，消除疲劳

热量：143 千卡 /100 克

推荐用量：40~75 克 / 天

有效控糖吃法：炒食

控糖关键营养素：B 族维生素

热 量	142 千卡
糖 类	2.7 克
蛋白质	11.6 克
脂 肪	9.6 克

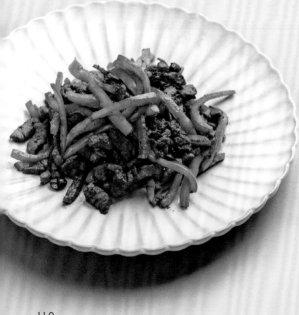

青椒炒肉丝 热菜

材料

猪瘦肉 150 克，柿子椒 200 克。

调料

酱油、淀粉、料酒、豆瓣酱、盐各适量。

做法

1 猪瘦肉洗净，切丝，加入盐、淀粉拌匀；柿子椒洗净，去蒂及子，切成丝。

2 锅内加油烧八成热，加入豆瓣酱，炒香后加入肉丝，肉丝断生后加入料酒和酱油翻炒均匀，加入柿子椒丝翻炒片刻即可。

—— 使用豆瓣酱时可不加盐 ——

豆瓣酱中含较多盐，因此炒制时不宜再加盐，这样对糖尿病患者更有益。

冬瓜瘦肉海带汤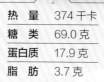

热　量	143 千卡
糖　类	2.7 克
蛋白质	11.5 克
脂　肪	9.5 克

材料

冬瓜 300 克，水发海带 150 克，猪瘦肉 100 克。

调料

盐、葱段各适量。

做法

1　冬瓜洗净，去皮、瓤，切块；海带泡软洗净，切条；猪瘦肉切片，焯水。

2　锅内倒适量清水，放入冬瓜块、海带条、瘦肉片煮沸，撒上葱段，放盐调味即可。

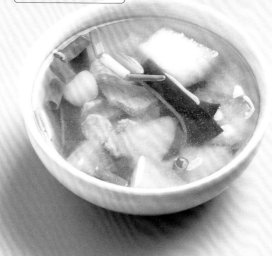

胡萝卜馅饼 主食

材料

面粉、胡萝卜各 250 克，猪瘦肉 100 克。

热　量	374 千卡
糖　类	69.0 克
蛋白质	17.9 克
脂　肪	3.7 克

调料

盐 3 克，葱花 15 克，生抽、十三香、香油各适量。

做法

1　猪瘦肉洗净，切丁；胡萝卜洗净，切末。

2　将猪肉丁、胡萝卜末放碗中，加盐、生抽、十三香、香油、葱花和适量清水搅拌均匀，即为馅料。

3　面粉加盐、适量温水和成面团，分成剂子，擀薄，包入馅料，压平，即为生坯。

4　电饼铛底部刷一层油，放入生坯，盖上盖子，煎至两面金黄即可。

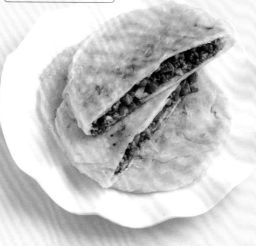

牛瘦肉

提高胰岛素原转化为胰岛素的能力

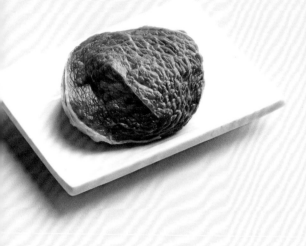

热　　量: 106 千卡 /100 克
推荐用量: 40~75 克 / 天
有效控糖吃法: 炖煮
控糖关键营养素: 锌、硒、蛋白质

热　量	83 千卡
糖　类	1.3 克
蛋白质	13.3 克
脂　肪	2.8 克

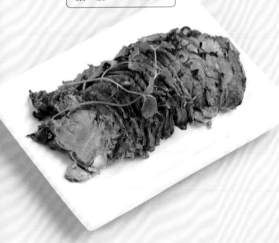

注: 此菜因烹制时间较长, 可以一次多做一些, 分两三顿吃完。此处计算的热量和营养素是按照 1 人 1 天食用量来计算的。

五香酱牛肉 凉菜

材料

牛肉 600 克。

调料

姜片、葱段、蒜片各 10 克, 老抽、料酒各 20 克, 盐 4 克, 花椒、香叶、大料、干辣椒、白芷、丁香、香菜段各适量。

做法

1　牛肉洗净, 扎上小孔, 以便腌渍入味, 放姜片、蒜片、葱段, 加盐、料酒, 抓匀后腌渍 2 小时。

2　锅内放油烧热, 放老抽炒匀, 加适量清水, 放牛肉, 倒入腌渍牛肉的汁, 大火煮开, 撇清浮沫, 倒入花椒、香叶、大料、干辣椒、白芷、丁香, 中小火煮至牛肉用筷子能顺利扎透即可关火。

3　煮好的牛肉继续留在锅内自然凉凉, 捞出沥干, 切片, 点缀香菜段即可。

土豆胡萝卜炖牛肉 热菜

材料

牛肉250克，土豆、胡萝卜各200克。

调料

料酒、葱段、姜片、酱油各8克，大料1个，山楂2个，香叶2片，盐4克，香菜段5克。

做法

1 土豆、胡萝卜分别洗净，去皮，切块；牛肉洗净，切小块，放入凉水中用大火煮开，捞出。

2 锅中倒油加热，放入姜片和葱段炒香，放牛肉块翻炒均匀，加入料酒、酱油、大料、香叶和山楂炒匀，再加入适量水，用大火烧开，转小火煮20分钟。

3 另起锅入油加热，放入土豆块和胡萝卜块翻炒2分钟，将土豆块和胡萝卜块倒入牛肉中再炖30分钟，最后加盐，大火收汁，撒上葱段、香菜段即可。

热 量	180 千卡
糖 类	18.9 克
蛋白质	19.0 克
脂 肪	3.8 克

黑椒牛柳 热菜

材料

牛里脊肉200克，柿子椒、红甜椒各50克。

调料

黑胡椒粉3克，盐2克，料酒5克，酱油适量。

做法

1 牛里脊肉洗净，用刀背拍松，切厚片，加料酒、酱油、植物油拌匀，腌渍30分钟。

2 柿子椒、红甜椒洗净，去蒂及子，切片。

3 锅内倒油烧热，放入牛柳炒至变色，放黑胡椒粉、盐翻匀，再放入柿子椒片、红甜椒片炒熟即可。

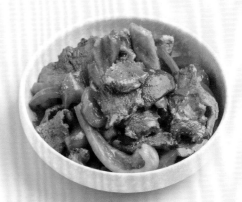

热 量	77 千卡
糖 类	2.9 克
蛋白质	15.1 克
脂 肪	0.7 克

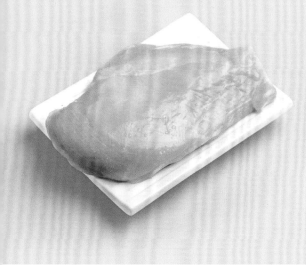

鸡肉

增强对葡萄糖的利用

热　　量：167 千卡 /100 克
推荐用量：40~75 克 / 天
有效控糖吃法：炖煮
控糖关键营养素：锌、B 族维生素

白斩鸡 凉菜

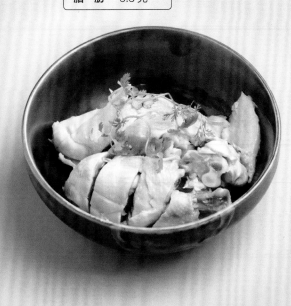

热　量	111 千卡
糖　类	0.9 克
蛋白质	12.9 克
脂　肪	6.3 克

材料
净膛三黄鸡 1/3 只（200 克）。

调料
葱段、姜片、香菜段各 5 克，盐 4 克，香叶 3 克，大料 1 个，花雕酒 10 克。

做法
1 净膛三黄鸡焯水。
2 取炖锅，加适量清水、盐、葱段、姜片、香叶、大料、花雕酒烧沸，放三黄鸡，等汤再次煮沸后改小火煨 5 分钟关火，闷 10~15 分钟。
3 取出鸡，用冰水浸泡，取出，切片，点缀香菜段即可。

吃鸡肉应去鸡皮
鸡皮中含有很多脂肪，吃鸡肉的时候要记得去掉鸡皮，能减少脂肪摄入，对控糖有帮助。

凉拌手撕鸡 ^{凉菜}

材料

鸡胸肉 200 克，柿子椒、红甜椒各 30 克，黄瓜 50 克。

调料

葱丝、蒜末各 10 克，香菜末、葱段、姜片、醋、料酒、花椒油各 5 克，盐 4 克。

做法

1 鸡胸肉洗净；柿子椒、红甜椒洗净，去蒂及子，切丝；黄瓜洗净，切丝。
2 锅内加清水、鸡胸肉、料酒、葱段、姜片、盐烧开，煮 10 分钟后捞出鸡胸肉，凉凉，用手撕成丝，装盘。
3 将醋、盐、花椒油调成汁，淋在鸡丝上，加入葱丝、蒜末、香菜末、柿子椒丝、红甜椒丝和黄瓜丝拌匀即可。

热　量	119 千卡
糖　类	2.5 克
蛋白质	13.3 克
脂　肪	6.4 克

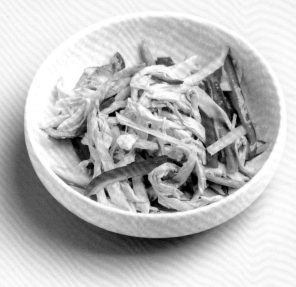

炒三丁 ^{热菜}

材料

鸡胸肉、胡萝卜、黄瓜各 100 克。

调料

盐 3 克，葱花、姜末各适量。

做法

1 将胡萝卜、鸡胸肉、黄瓜分别洗净，切成丁。
2 锅内倒油烧热，下入胡萝卜丁、葱花、姜末翻炒，待胡萝卜丁八成熟时，放入鸡丁继续翻炒。
3 待鸡丁熟后，加入黄瓜丁，略炒片刻，调入盐即可。

热　量	60 千卡
糖　类	4.5 克
蛋白质	7.1 克
脂　肪	1.8 克

香菇蒸鸡 _{热菜}

材料

去皮鸡肉 200 克，水发香菇 100 克。

调料

香油 4 克，清汤、料酒、酱油各 10 克，葱丝、姜丝各 3 克。

做法

1 将鸡肉洗净，切片；水发香菇洗净，切成丝。
2 将鸡片、香菇丝放入碗内，加入酱油、葱丝、姜丝、料酒、清汤抓匀，上笼蒸熟，装盘，淋上香油即可。

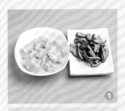

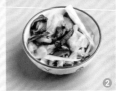

不同部位的鸡肉营养成分有所差异

鸡胸肉的脂肪含量很低，而且含有大量维生素；鸡翅却含有较多脂肪，想减肥的人宜少吃；鸡肝中的胆固醇含量很高，胆固醇高的人不要多吃；鸡皮中脂肪和胆固醇含量很高，糖尿病患者最好去皮食用；鸡屁股是储存病菌和致癌物的仓库，应弃掉不要。

热　量	120 千卡
糖　类	2.6 克
蛋白质	13.6 克
脂　肪	6.4 克

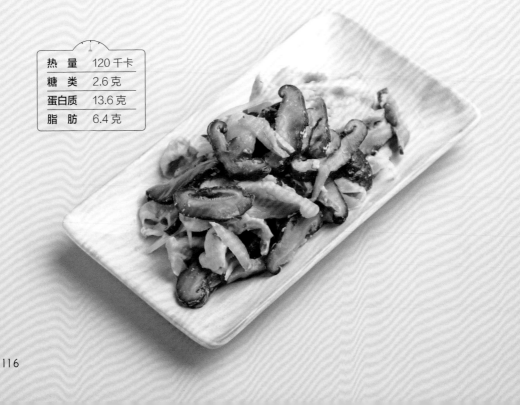

鸭肉

补充糖尿病消耗的 B 族维生素

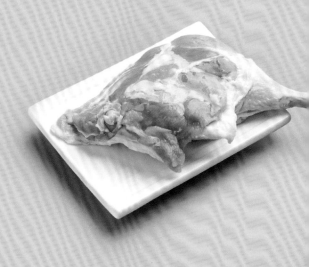

热　　量: 240 千卡 /100 克
推荐用量: 40~75 克 / 天
有效控糖吃法: 煲汤、炖食
控糖关键营养素: B 族维生素、硒、
烟酸

梅子薄荷鸭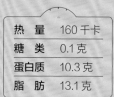

热　量	160 千卡
糖　类	0.1 克
蛋白质	10.3 克
脂　肪	13.1 克

材料
鸭肉 200 克，话梅 5 颗，鲜薄荷叶 5 克。

调料
米酒 10 克，姜片 4 克，老抽、生抽各 5 克，大料 2 个。

做法
1 鸭肉去皮，洗净，斩成小块。
2 锅内倒油烧至七成热，下姜片爆香，再放入鸭块煸香，倒入米酒继续煸炒。
3 鸭块炒至金黄色时加入生抽、老抽炒匀，然后放大料、话梅，再倒入适量清水，翻炒均匀后用小火焖一会儿。
4 鲜薄荷叶洗净，切碎，待收汁时倒进切碎的薄荷叶，翻炒均匀即可。

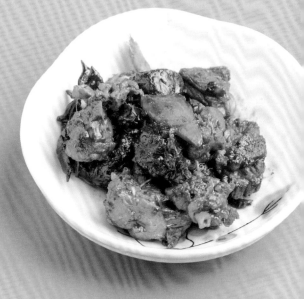

芋头烧鸭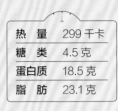

材料
鸭肉 350 克，净芋头 100 克。

调料
葱段、姜片、蒜瓣、老抽各 10 克，料酒 4 克，大料 2 个，胡椒粉 3 克，盐 2 克。

做法
1 鸭肉洗净，剁成块；芋头蒸熟，去皮切块。
2 锅内放适量冷水，放入鸭块、姜片和少许料酒，烧开后捞出洗净。
3 锅内入油烧至五成热，加大料、葱段、蒜瓣爆香，倒入鸭块，加老抽、料酒、胡椒粉翻炒，倒水烧开后，改为小火炖 30 分钟；最后加芋头块，焖至入味，调入盐即可。

芋头可作为主食食用
芋头是薯类食物，可以作为主食食用，因此吃芋头烧鸭时可适当减少主食的摄入量，这样更利于控血糖。

热 量	299 千卡
糖 类	4.5 克
蛋白质	18.5 克
脂 肪	23.1 克

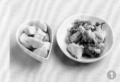
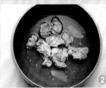
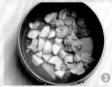

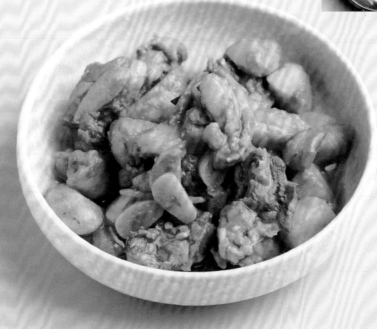

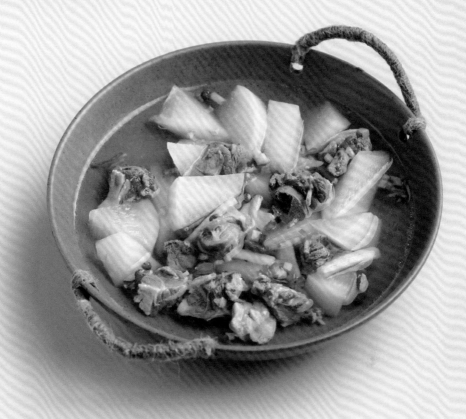

萝卜老鸭汤 汤类

材料
老鸭、白萝卜各 200 克，枸杞子 10 克。

调料
葱段 5 克，姜片 4 克，花椒 3 克，盐 2 克。

做法
1 老鸭洗净，切块；白萝卜洗净，切块。
2 鸭肉入沸水锅中焯水，撇去血沫和浮油，捞出沥干水分。
3 锅内倒油烧至七成热，放入葱段炒香，放入鸭块和姜片煸炒出香味，倒入砂锅中，加水、葱段、姜片和花椒，大火煮汤，待汤煮开后改用小火炖 40 分钟，煮好后放入枸杞子和盐即可。

制作鸭肉去油不可少
经过焯烫、去浮油两道程序，这款汤油脂不多，适合糖尿病患者食用。在吃鸭肉的时候，还可以先去掉脂肪含量多的鸭皮。

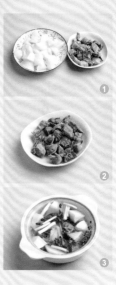

热 量	179 千卡
糖 类	4.9 克
蛋白质	11.3 克
脂 肪	13.3 克

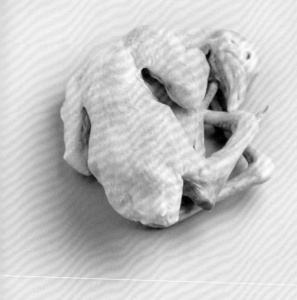

鸽肉

强体，修复机体组织

热　　量: 201 千卡 /100 克
推荐用量: 40~75 克 / 天
有效控糖吃法: 煲汤、蒸食
控糖关键营养素: 优质蛋白质

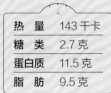

热　量	143 千卡
糖　类	2.7 克
蛋白质	11.5 克
脂　肪	9.5 克

清蒸鸽子肉 热菜

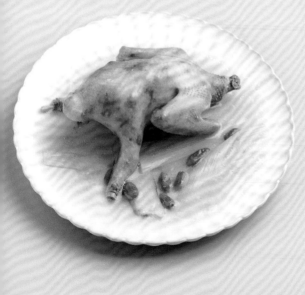

材料
净鸽子 1 只（250 克），枸杞子 10 克。

调料
葱段、姜片各 10 克，盐 3 克。

做法

1 鸽子剁掉头和爪，洗净，放入沸水中
焯去血水；枸杞子洗净。

2 把鸽子放入一个大碗里，加葱段、姜
片、枸杞子和适量水拌匀，上蒸锅大
火蒸 1 小时，拣去姜片、葱段，调
入盐即可。

平菇乳鸽汤 汤羹

材料

平菇100克，乳鸽1只（400克）。

调料

料酒10克，葱花、姜末、酱油各5克，盐3克。

做法

1 平菇去蒂，洗净，撕片；乳鸽治净，切块。

2 锅内倒油烧至七成热，下葱花、姜末煸出香味，再加入平菇片、乳鸽块，略炒后烹入料酒。

3 加酱油和适量水，煮沸后改小火炖至熟烂，调入盐即可。

热 量	276 千卡
糖 类	3.8 克
蛋白质	22.6 克
脂 肪	19.0 克

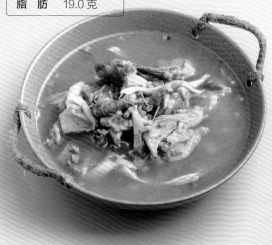

菠菜鸽片汤 汤羹

材料

净鸽肉100克，菠菜150克，鸡蛋1个（60克）。

调料

淀粉10克，盐3克，香油少许。

做法

1 菠菜择洗净，焯水，捞出过凉，切段；鸽肉洗净，切成片。

2 鸽肉放入锅中，加入鸡蛋液、淀粉拌匀上浆备用。

3 锅内倒入适量水煮沸，放入鸽肉，煮熟后放入菠菜段、盐、香油搅匀即可。

热 量	110 千卡
糖 类	3.4 克
蛋白质	9.5 克
脂 肪	6.6 克

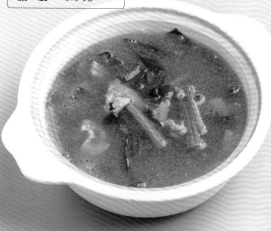

水产，每天 40~75 克

40~75 克水产品是多少

    《中国居民膳食指南（2016）》建议成年人每天摄入水产品 40～75 克。那么，40～75 克水产品有多少？一起来看看吧！

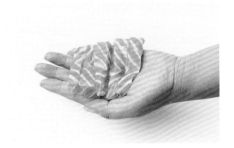

手掌厚度、一掌心的三文鱼 ≈ 50 克

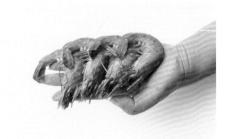

4 只长度与手掌宽相当的虾 ≈ 80 克

常见水产预处理图解

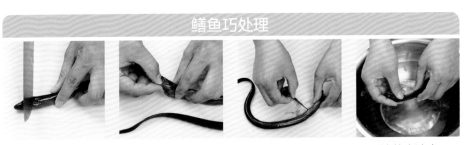

鳝鱼巧处理

1 用刀背拍鳝鱼头部，将其拍晕。

2 用手将鱼嘴掰开。

3 剖开鱼身，取出内脏。

4 用淡盐水洗净。

鲤鱼巧处理

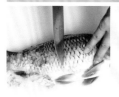 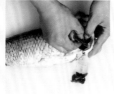 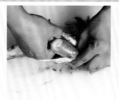 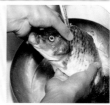

1 鲤鱼放案板上，去鱼鳞，洗净。

2 去掉鱼鳍和鱼鳃。

3 剖开鱼肚，去掉内脏，并去掉腥腺和内部黑膜。

4 用清水洗净。

鱿鱼巧处理

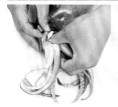 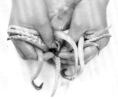 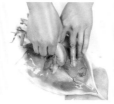 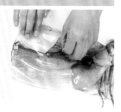

1 鱿鱼冲洗干净后挤去眼睛。

2 挤去牙齿。

3 去除白色吸盘、内脏和软骨。

4 撕掉鱿鱼背部的黑膜即可。

虾巧处理

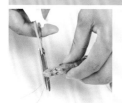 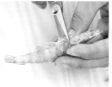 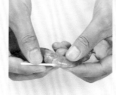 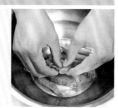

1 用剪刀剪去虾须。

2 剪去虾足。

3 将牙签从虾背第二节上的壳间穿过。

4 挑去虾线，洗净即可。

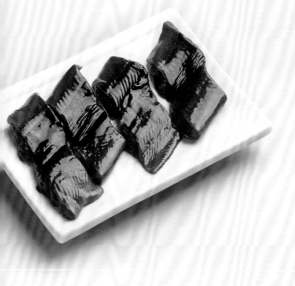

鳝鱼

调脂，调血糖

热　　量：89 千卡 /100 克

推荐用量：40 ~ 75 克 / 天

有效控糖吃法：炒食

控糖关键营养素：鳝鱼素、蛋白质

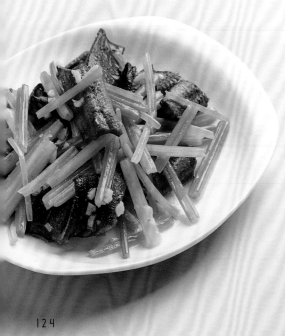

热　量	56 千卡
糖　类	3.2 克
蛋白质	9.5 克
脂　肪	0.8 克

芹菜炒鳝丝 热菜

材料

鳝鱼 150 克，芹菜 200 克。

调料

葱末、姜末、蒜末各适量，料酒、酱油各 5 克，盐 2 克。

做法

1 芹菜择洗净，切段；鳝鱼治净，切段，焯水，捞出备用。

2 锅内倒油烧热，倒入将姜末、蒜末、葱末、料酒炒香，倒入鳝鱼段、酱油翻炒至七成熟，倒入芹菜段继续翻炒几分钟，加盐调味即可。

烹饪鳝鱼注意"鲜"

吃鳝鱼要注意"鲜"，现杀现烹，因为鳝鱼死后会产生毒素，吃死鳝鱼容易引起食物中毒。

鳝鱼豆腐汤 汤羹

材料
鳝鱼、豆腐各 200 克。

调料
葱花、姜丝、蒜末各适量，盐 2 克，胡椒粉少许。

做法

1 鳝鱼去头、尾、内脏，用盐水洗去黏液，切成 3 厘米的段，焯水，捞出备用；豆腐洗净，切块，焯水沥干备用。

2 锅内倒油烧至七成热，放入鳝鱼段煎至两面略金黄时，放入姜丝、蒜末翻炒，加水没过鳝鱼，水烧开后放入豆腐块继续煮 15 分钟，加盐、胡椒粉、葱花即可。

热 量	115 千卡
糖 类	3.1 克
蛋白质	16.4 克
脂 肪	4.5 克

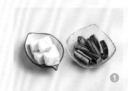

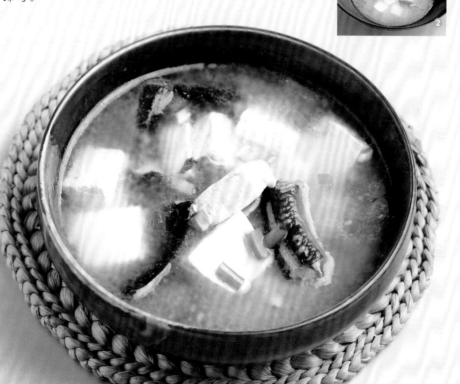

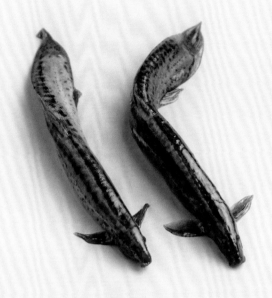

泥鳅

保护胰岛细胞免受自由基损害

热　　量：96 千卡 /100 克
推荐用量：40~75 克 / 天
有效控糖吃法：炖煮
控糖关键营养素：不饱和脂肪酸、蛋白质

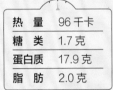

热　量	96 千卡
糖　类	1.7 克
蛋白质	17.9 克
脂　肪	2.0 克

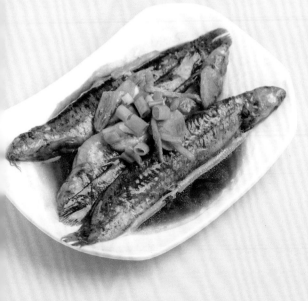

红烧泥鳅 热菜

材料
泥鳅 300 克。

调料
葱花、姜丝、蒜片、淀粉各适量，生抽少许，盐 2 克。

做法
1 泥鳅开膛洗净，加淀粉揉搓，去掉外层黏液。
2 锅内倒油烧至七成热，倒入姜丝煸香，倒入泥鳅和蒜片煸炒至泥鳅断生，倒入生抽、盐煸炒 1 分钟，倒入少量水焖煮收汁，撒上葱花即可。

泥鳅去泥沙的方法
买回来的泥鳅洗净后倒点油养几小时，有助于泥鳅吐净腹中的泥沙。

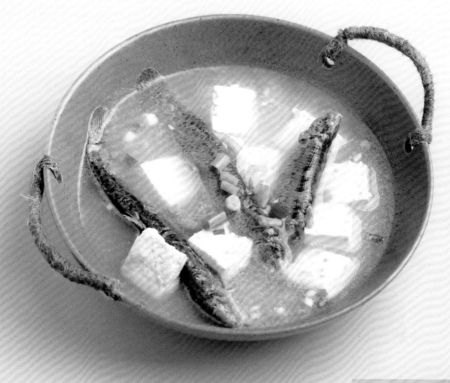

泥鳅煲豆腐 汤羹

材料
泥鳅 200 克，豆腐 350 克。

调料
姜碎、蒜碎、葱花、腐乳汁各 5 克，盐 2 克，淀粉适量。

做法
1 泥鳅开膛洗净，加淀粉揉搓，去掉外层黏液；豆腐用开水浸泡 10 分钟，切大块。

2 锅内加入少量油，放入姜碎、蒜碎煸香，盛出姜蒜油装碗备用。

3 另起锅加入凉水、豆腐块和泥鳅大火煮开，撇净浮沫，淋入姜蒜油、腐乳汁，大火烧开后转中小火慢炖 20 分钟，加入盐、葱花即可。

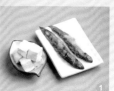

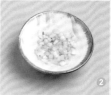

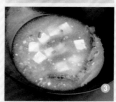

泥鳅 + 豆腐，提高抵抗力
这道菜富含不饱和脂肪酸，能保护胰岛细胞免受自由基的损害；含有的优质蛋白质能提高糖尿病患者的抵抗力。

热 量	162 千卡
糖 类	5.1 克
蛋白质	19.6 克
脂 肪	7.5 克

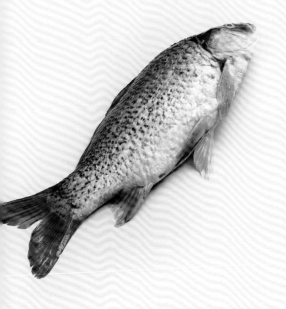

鲤鱼

降脂，利水消肿

热　　量：109 千卡 /100 克
推荐用量：40～75 克 / 天
有效控糖吃法：烧炖
控糖关键营养素：不饱和脂肪酸

热　量	83 千卡
糖　类	2.3 克
蛋白质	12.2 克
脂　肪	2.8 克

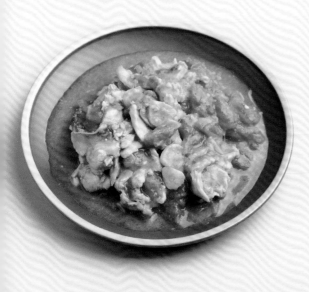

番茄鱼片 热菜

材料
净鲤鱼 200 克，番茄 150 克。

调料
葱花、姜丝、蒜片、水淀粉、白胡椒粉
各适量，盐 2 克。

做法
1 净鲤鱼切片，加入水淀粉、盐、白胡
　椒粉拌匀，腌渍 10 分钟；番茄洗净去
　皮，切小块。
2 锅内倒油烧热，放入姜丝、蒜片炒香，
　放入番茄块翻炒出汁，加适量清水烧
　开，放入鱼片煮 5 分钟，加盐，撒上
　葱花即可。

红烧鲤鱼 热菜

材料

净鲤鱼1条（500克）。

调料

葱段、蒜片、代糖、醋、生抽各5克，料酒10克，盐4克，淀粉、胡椒粉、香菜段各适量。

做法

1 净鲤鱼洗净，打花刀，加料酒、胡椒粉腌渍；用生抽、代糖、醋、盐、料酒、淀粉、水调成味汁。

2 锅内倒油烧至七成热，爆香葱段、蒜片，放入鲤鱼煎至金黄色，倒味汁烧开，大火煮沸至收汁，点缀香菜段即可。

热　量	364千卡
糖　类	1.6克
蛋白质	58.6克
脂　肪	13.6克

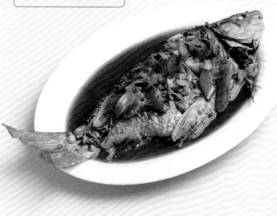

鲤鱼豆腐玉米煲 热菜

材料

净鲤鱼100克，豆腐150克，玉米段、竹笋各50克。

调料

姜片适量，盐2克。

做法

1 玉米段洗净；豆腐洗净，切块；竹笋洗净，去老皮，切块。

2 净鲤鱼切块，煎至两面微黄，盛出备用。

3 砂锅置火上，放入玉米段、鱼块、姜片，加水没过鱼块，大火烧开后放入豆腐块、竹笋块，改小火炖至汤汁呈奶白色，加盐调味即可。

热　量	100千卡
糖　类	6.7克
蛋白质	11克
脂　肪	3.4克

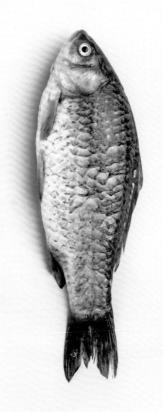

鲫鱼

促进胰岛素正常分泌

热　　量：108 千卡 /100 克
推荐用量：40~75 克 / 天
有效控糖吃法：清蒸、煲汤
控糖关键营养素：钙、蛋白质

葱烧鲫鱼 热菜

热　量	106 千卡
糖　类	6.3 克
蛋白质	15.5 克
脂　肪	2.4 克

材料
净鲫鱼 1 条（250 克），水发香菇 150 克，葱段 30 克。

调料
姜片、醋各 10 克，盐 2 克，香菜段适量。

做法
1　净鲫鱼打花刀，均匀涂盐，鱼肚中塞姜片、少许葱段，码味；水发香菇洗净，切片。
2　锅内倒油烧至七成热，倒入一些葱段炒香，加盐、醋炒成味汁。
3　将另一些葱段码在锅底，将鱼摆在葱段上，香菇片、剩余葱段排在鱼身上，用小火烧至鱼熟，撒上香菜段即可。

别吃鱼子
鱼子含胆固醇较高，糖尿病患者特别是合并血脂异常的糖尿病患者不宜食用。

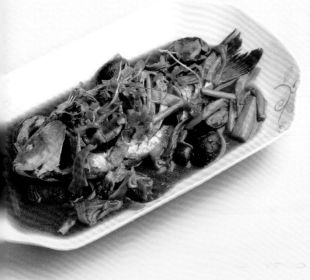

鲫鱼蒸滑蛋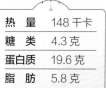

材料

净鲫鱼1条（250克），鸡蛋2个（120克）。

调料

葱花5克，生抽2克，料酒、盐各适量。

做法

1 净鲫鱼两面打花刀，加料酒、盐腌渍备用。

2 将鸡蛋磕开，打散，倒入适量水，加少许油搅匀。

3 将鲫鱼放在鸡蛋液中，上屉，大火蒸15分钟。

4 另取一碗，放入葱花、生抽和少量水，调成味汁，浇在鱼身上即可。

热　量	148 千卡
糖　类	4.3 克
蛋白质	19.6 克
脂　肪	5.8 克

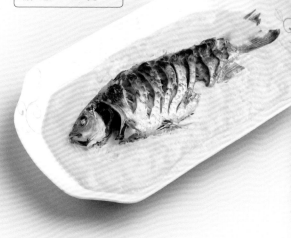

鲫鱼豆腐汤

材料

净鲫鱼1条（250克），北豆腐250克。

调料

姜片、花椒粉、香菜段各适量，盐2克。

做法

1 净鲫鱼洗净；北豆腐洗净，切块。

2 锅内倒油烧至四成热，放入鲫鱼，将两面各煎1分钟，下姜片、花椒粉炒出香味。

3 放入豆腐块和适量水，与鲫鱼一同炖15分钟，用盐调味，点缀香菜段即可。

炖煮鱼肉时，最好加点醋

醋能使鱼肉快速熟透，促进蛋白质分解，有利于蛋白质、钙的营养吸收。

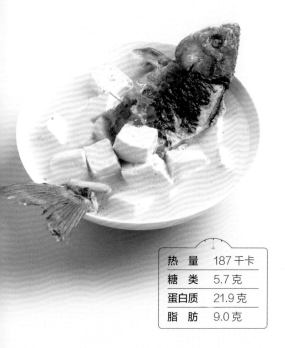

热　量	187 千卡
糖　类	5.7 克
蛋白质	21.9 克
脂　肪	9.0 克

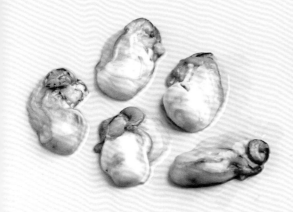

牡蛎

改善食欲，促进脂代谢

热　　量：73 千卡 /100 克
推荐用量：40~75 克 / 天
有效控糖吃法：蒸煮、煲汤
控糖关键营养素：牛磺酸、锌

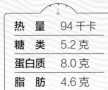

热　量	94 千卡
糖　类	5.2 克
蛋白质	8.0 克
脂　肪	4.6 克

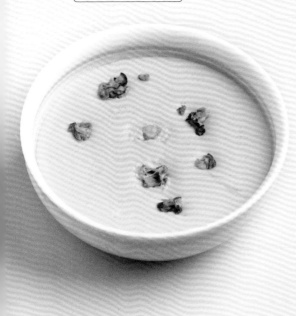

牡蛎蒸蛋 热菜

材料
净牡蛎肉 150 克，鸡蛋 2 个（120 克）。

调料
胡椒粉适量，盐 2 克。

做法
1 牡蛎肉沥水；鸡蛋磕入碗中，搅打均匀。
2 鸡蛋液中加盐、胡椒粉、适量水、牡蛎肉搅拌均匀，封上保鲜膜，开水上锅，用中小火蒸 10 分钟即可。

蒸鸡蛋要控制好时间
蒸鸡蛋时间不能太长，否则口感老。蒸蛋容器上面可覆一层耐高温保鲜膜，蒸出的蛋更美味。

牡蛎萝卜丝汤 汤羹

材料

白萝卜200克，牡蛎肉100克。

调料

葱丝、姜丝、葱花各5克，盐、香油各3克。

做法

1 白萝卜去根须，洗净，切丝；牡蛎肉洗净泥沙。

2 锅置火上，加适量清水烧沸，倒入白萝卜丝煮至九成熟，放入牡蛎肉、葱丝、姜丝煮至白萝卜丝熟透，用盐调味，淋上香油，撒上葱花即可。

热 量	35千卡
糖 类	5.4克
蛋白质	2.2克
脂 肪	0.8克

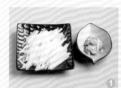

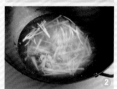

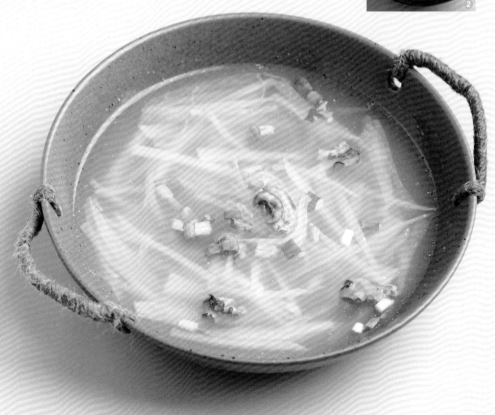

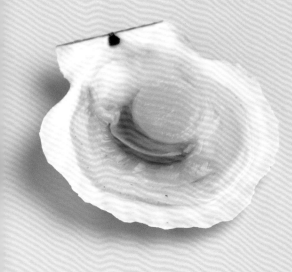

扇贝

辅助调节血糖

热　　量：60 千卡 /100 克
推荐用量：40~75 克 / 天
有效控糖吃法：蒸煮
控糖关键营养素：硒、锌

热　量	124 千卡
糖　类	9.6 克
蛋白质	19.4 克
脂　肪	1.1 克

蒜蓉蒸扇贝 热菜

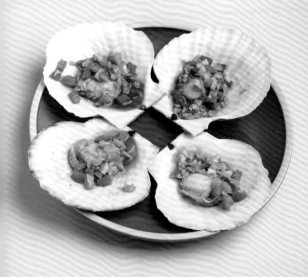

材料
带壳扇贝 500 克，柿子椒、蒜末各 50 克。

调料
葱花、姜末各适量，生抽 5 克。

做法
1 柿子椒洗净，去蒂及子，切丁；扇贝洗净。
2 取一小碗，放入蒜末、姜末、生抽拌匀制成料。
3 把柿子椒丁放在扇贝上，淋上拌好的料，上笼大火蒸约 5 分钟后取出，撒上葱花即可。

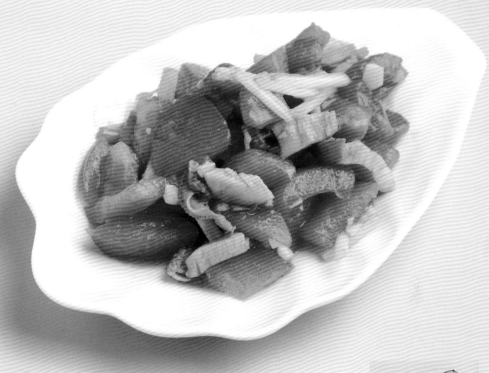

番茄炒扇贝 🟢热菜

材料

扇贝肉 200 克，番茄 150 克。

调料

盐 3 克，葱段、蒜末各 10 克，料酒适量。

做法

1 扇贝肉洗净，用盐和料酒腌渍 5 分钟，洗净；番茄洗净，切块。

2 锅置火上，倒入植物油烧至六成热，爆香葱段，放入扇贝肉和番茄块翻炒至熟，加盐，撒蒜末即可。

番茄 + 扇贝，调节糖代谢效果更佳

番茄中含有的番茄红素可以保护胰岛细胞，而扇贝中含有丰富的硒元素，可以促进胰岛素的合成、分泌，二者搭配食用，调节糖代谢效果更佳，适合糖尿病患者食用。

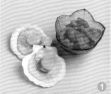

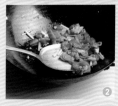

热 量	48 千卡
糖 类	3.4 克
蛋白质	7.9 克
脂 肪	0.5 克

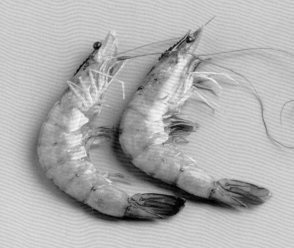

虾

补充蛋白质、锌

热　　量: 81 千卡 /100 克
推荐用量: 40~75 克 / 天
有效控糖吃法: 蒸煮
控糖关键营养素: 硒、多不饱和脂肪酸

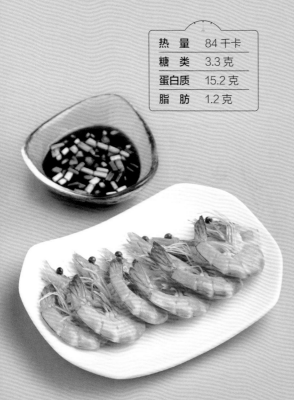

热　量	84 千卡
糖　类	3.3 克
蛋白质	15.2 克
脂　肪	1.2 克

白灼虾 热菜

材料
海白虾 250 克。

调料
葱花、蒜末、生抽、料酒各适量。

做法
1 海白虾剪去虾须、挑去虾线，洗净，加入料酒腌渍 10 分钟去腥。
2 将葱花、蒜末、生抽调成料汁。
3 锅内倒入适量清水煮沸，倒入海白虾煮 2 分钟，至虾变色，捞出沥干，摆盘，食用时蘸料汁即可。

快速去虾线
虾背部的虾线是虾未排泄完的废物，因此烹饪虾的时候要记得去除虾线。将牙签从虾背第二节的壳间穿过，往上一挑，就能挑出黑色的虾线。

热 量	122 千卡
糖 类	0.8 克
蛋白质	23.7 克
脂 肪	2.7 克

热 量	119 千卡
糖 类	3.1 克
蛋白质	17.1 克
脂 肪	4.3 克

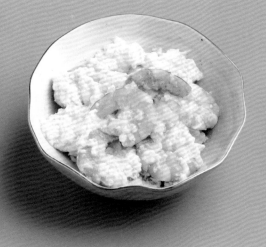

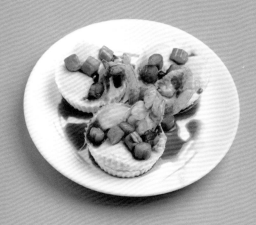

水晶虾仁 热菜

材料

虾仁 150 克，鲜牛奶 50 克，鸡蛋清 1 个（30 克）。

调料

淀粉适量，盐 2 克。

做法

1 虾仁洗净，挑去虾线，加入盐腌渍 15 分钟；牛奶、鸡蛋清、淀粉、盐和虾仁放碗中，充分搅拌均匀。

2 锅内倒入植物油烧热，倒入拌匀的牛奶、虾仁，用小火翻炒，炒至牛奶刚熟、凝结成块，起锅装盘即可。

牛奶 + 鸡蛋，补钙健骨 ————————

虾仁、牛奶富含钙质，可补钙健骨，这道菜适合筋骨疼痛、身体虚弱者食用。

虾扯蛋 热菜

材料

大虾 200 克，鹌鹑蛋 10 个（100 克），芦笋 50 克。

调料

胡椒粉 3 克，盐 2 克，生抽适量。

做法

1 大虾只留尾部壳，背部划一刀但不划断，去虾线，洗净，用盐和胡椒粉腌渍 5 分钟；芦笋洗净切丁，焯水后捞出沥干。

2 在模具上刷植物油防粘，将腌渍好的虾每只摆入一个模具中，每个模具打入 2 个鹌鹑蛋。

3 将虾大火蒸 3 分钟左右出锅，码上芦笋丁，浇上生抽即可。

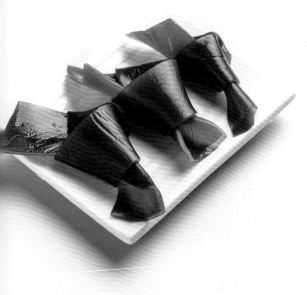

海带

平稳血糖，促便

热　　量: 13 千卡 /100 克
推荐用量: 50 克 / 天（水发）
有效控糖吃法: 凉拌、煲汤
控糖关键营养素: 膳食纤维

热　量	9 千卡
糖　类	1.4 克
蛋白质	0.8 克
脂　肪	0.1 克

凉拌海带丝 凉菜

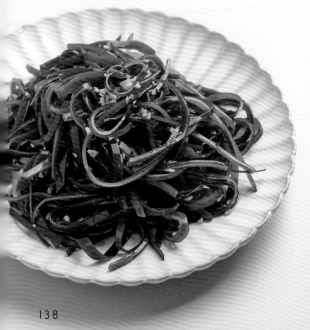

材料
水发海带丝 200 克。

调料
蒜末 5 克，香菜末、醋各适量，香油、盐各 2 克。

做法
1 水发海带丝洗净，切段。
2 锅置火上，倒入适量水烧沸，加少许醋，放入海带丝焯水，捞出过凉，沥干水分，装盘，加醋、盐、香油拌匀，撒上香菜末、蒜末即可。

海带和醋是好搭档
煮海带时滴几滴醋，既能去除海带的腥味，又能使海带快速变软。

胡萝卜炒海带丝 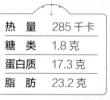 热菜

材料

胡萝卜、水发海带各 100 克。

调料

葱花、蒜片、酱油各 5 克，醋、盐各适量。

做法

1 胡萝卜洗净，切丝；海带洗净，切丝。

2 锅内倒油烧至六成热，下入蒜片、葱花爆香，放入胡萝卜丝炒至七成熟，再放入海带丝翻炒片刻，最后加入醋、盐和酱油，炒匀即可。

热 量	15 千卡
糖 类	3.4 克
蛋白质	0.7 克
脂 肪	0.1 克

海带结炖腔骨 汤羹

材料

海带结 150 克，腔骨 300 克。

调料

盐 2 克，姜片 5 克，葱末少许。

做法

1 海带结洗净；腔骨剁成小块，洗净，冷水下锅焯水，煮至没有血水，捞出冲洗干净。

2 砂锅置火上，加入腔骨，倒入海带结、姜片及适量水，大火煮汤，水开后改小火煮 50 分钟，加盐调味，撒葱末即可。

选用肉少的腔骨

选用腔骨，不用排骨，更适合糖尿病患者食用。

热 量	285 千卡
糖 类	1.8 克
蛋白质	17.3 克
脂 肪	23.2 克

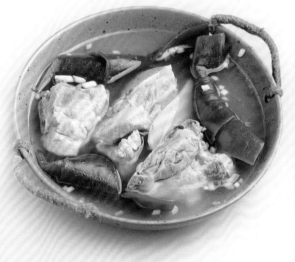

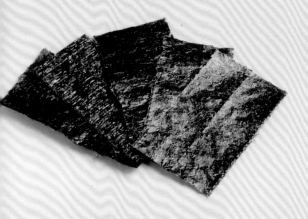

紫菜

对降低空腹血糖有益

热　　量：250 千卡 /100 克
推荐用量：5 克 / 天
有效控糖吃法：煮汤
控糖关键营养素：膳食纤维

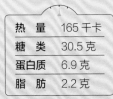

热 量	165 千卡
糖 类	30.5 克
蛋白质	6.9 克
脂 肪	2.2 克

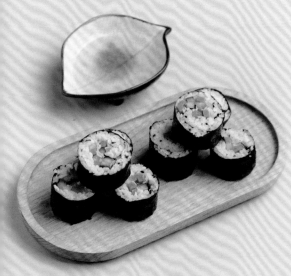

紫菜包饭 主食

材料

熟米饭 300 克，紫菜 15 克，黄瓜、胡萝卜各 50 克，鸡蛋 1 个（60 克），熟黑芝麻适量。

调料

盐、香油各 2 克，白醋 10 克，代糖少许。

做法

1 将白醋、代糖、1 克盐放锅里隔水加热至化，凉凉，即为寿司醋。

2 熟米饭中加 1 克盐、熟黑芝麻和香油搅拌均匀；鸡蛋煎成蛋皮，切长条；黄瓜洗净，切条；胡萝卜洗净，去皮，切条，焯熟。

3 取一张紫菜铺好，放上米饭，用手铺平，放上蛋皮条、黄瓜条、胡萝卜条卷紧后，切成 1.5 厘米长的段，食用时蘸寿司醋即可。

紫菜鸡蛋汤 汤类

材料

紫菜、虾皮各5克，鸡蛋1个（60克）。

调料

葱花5克，香油适量。

做法

1 紫菜洗净；鸡蛋磕入碗内，打散。
2 汤锅内倒水烧沸，淋入蛋液搅成蛋花，放紫菜、葱花、虾皮煮1分钟，滴入香油即可。

有虾皮的菜可不加盐

虾皮应泡水去除多余的盐，减少盐的摄入，对糖尿病患者更有益。

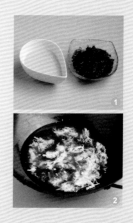

热 量	36千卡
糖 类	1.3克
蛋白质	3.6克
脂 肪	1.8克

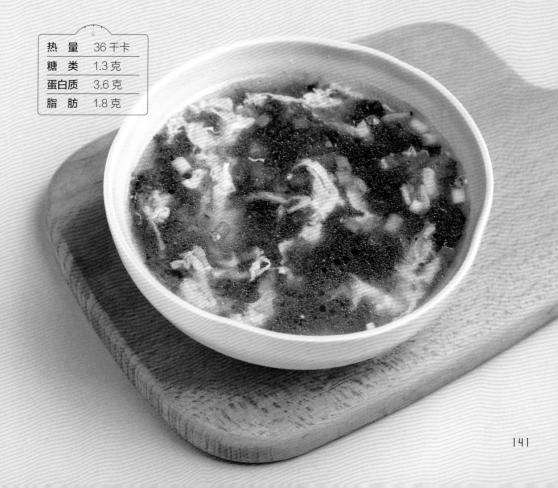

蛋类每天 40~50 克，
奶类及奶制品每天 300 克

一图看懂 40~50 克蛋类、
300 克奶类是多少

《中国居民膳食指南（2016）》建议成年人每天摄入蛋类 40~50 克，奶及奶制品 300 克。那么，40~50 克蛋类、300 克奶分别有多少？一起来看看吧！

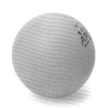
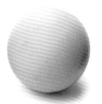
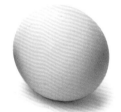

乒乓球　　　　　　　约 41 克　　　　　　　约 60 克

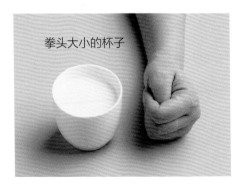

拳头大小的杯子

1 杯牛奶 ≈ 100 克，3 杯 ≈ 300 克

TIPS

乳糖不耐受的糖尿病患者这样喝奶

首先，可以用酸奶代替牛奶，因为酸奶是经过发酵的奶，在发酵过程中大部分乳糖已经被分解为乳酸，乳糖不耐受的人也可以饮用。还可以选择乳糖含量极低的低乳糖牛奶，比如舒化奶。其次在喝牛奶的时候可以采取少量多次的原则，让肠道逐渐适应和习惯。尽量不要空腹喝牛奶，可以先吃一些面包、馒头等主食以降低不适感。

蛋类：每次吃多少

蛋类含有丰富的优质蛋白质，其氨基酸组成与人体需要最接近，不仅营养价值很高，而且极易被人体消化和吸收。另外，蛋类的 GI 值也不太高。因此，糖尿病患者可常食蛋类。

● 蛋类每天吃多少

有些慢性病患者认为蛋黄胆固醇含量太高，怕吃鸡蛋。其实，大量研究指出，正常人每天吃 1 个鸡蛋既不会升高血脂，也不会增加心脑血管疾病风险。相反，鸡蛋中的优质蛋白质、维生素 E 等，正是慢性病患者所需要的。对于血脂异常者或肥胖者，建议每周吃 2～4 个鸡蛋，而且最好放在早餐或中餐吃。

鸭蛋

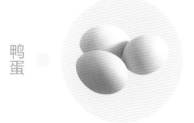

有些腥味，多用来做咸鸭蛋。糖尿病患者偶尔可以吃半个咸鸭蛋，但不可过量。

鹌鹑蛋

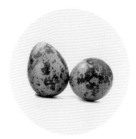

虚弱者及老人、儿童的理想滋补食品，每天吃 5 个就够了。

● 蛋类怎么吃

蛋类的吃法多种多样，带壳水煮蛋、蒸蛋是最佳的吃法，煎蛋维生素损失较多。做水煮蛋，鸡蛋应该冷水下锅，慢火升温，沸腾后微火煮 4 分钟，停火后再闷 4 分钟。

微信扫描书中含"📖"图标的二维码
加入【读者交流群】，与其他读者，分享糖尿病相关知识。

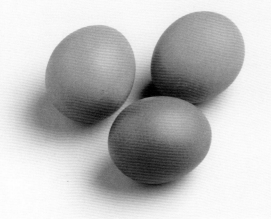

鸡蛋

提供多种营养物质

热　　量: 144 千卡 /100 克

推荐用量: 1 个 / 天

有效控糖吃法: 蒸煮

控糖关键营养素: B 族维生素、蛋白质

热　量	173 千卡
糖　类	3.4 克
蛋白质	16.0 克
脂　肪	10.6 克

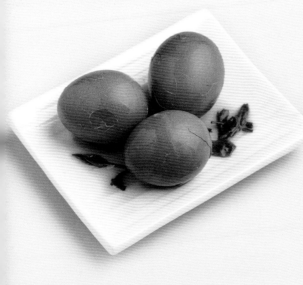

茶叶蛋 热菜

材料

鸡蛋 6 个。

调料

绿茶、大料、桂皮、花椒、姜片、香叶
各适量，老抽少许。

做法

1 鸡蛋洗净。

2 锅内放入鸡蛋，倒入适量清水（加水
量以没过鸡蛋为宜）中火煮沸，转小
火煮 4 分钟，取出鸡蛋，放入冷水
中浸泡 2 分钟，取出，轻轻将蛋壳
敲碎。

3 砂锅倒入适量水置火上，放入鸡蛋、
绿茶、大料、桂皮、花椒、姜片、
香叶、老抽，中火煮开后转小火煮
15~20 分钟，离火，浸泡至鸡蛋入
味，2 天内吃完即可。

虾仁蒸蛋 热菜

材料
虾仁 150 克，鸡蛋 2 个（120 克）。

调料
葱花适量，盐、香油各 2 克。

做法
1 虾仁洗净，挑去虾线；鸡蛋磕入碗中，加盐、温水、香油拌匀。
2 将装鸡蛋的碗放入锅中隔水蒸，蒸至七成熟时加入虾仁续蒸至熟，撒上葱花即可。

热 量	157 千卡
糖 类	1.1 克
蛋白质	27.2 克
脂 肪	4.8 克

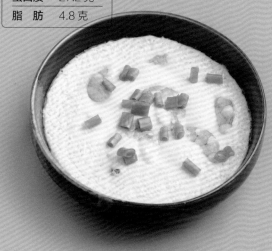

葱花鸡蛋饼 主食

材料
鸡蛋 2 个（120 克），面粉 200 克。

调料
葱花、盐各适量。

做法
1 鸡蛋洗净，磕入大碗中，打散，加适量清水搅拌均匀；面粉倒入盛器中，淋入鸡蛋液调成面糊，加葱花、盐搅拌均匀。
2 煎锅置火上烧热，涂抹少许植物油，舀入面糊摊成饼状，烙至两面熟透即可。

热 量	297 千卡
糖 类	50.5 克
蛋白质	13.6 克
脂 肪	4.7 克

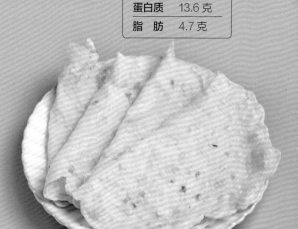

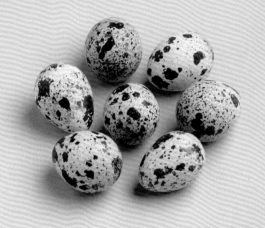

鹌鹑蛋

补五脏，益气血

热　　量：160 千卡 /100 克

推荐用量：5~6 个 / 天

有效控糖吃法：蒸煮

控糖关键营养素：B 族维生素

热　量	186 千卡
糖　类	12.7 克
蛋白质	14.5 克
脂　肪	8.9 克

鸡肉什锦鹌鹑蛋 凉菜

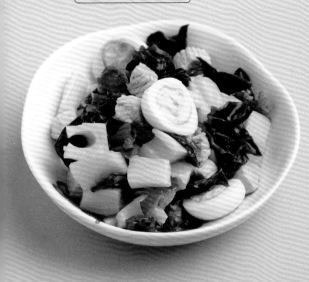

材料

鸡胸肉 100 克，水发木耳、莲藕、鹌鹑蛋各 150 克。

调料

醋适量，盐 2 克，橄榄油 5 克。

做法

1 鸡胸肉洗净，切小块，焯熟；水发木耳洗净，焯熟；莲藕去皮，洗净，切丁，焯熟；鹌鹑蛋洗净，煮熟，去壳，切半。

2 碗内倒入橄榄油、盐和醋拌匀，将所有食材倒入碗中，拌匀即可。

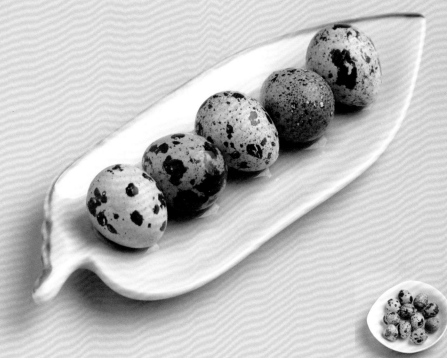

香卤鹌鹑蛋 _{凉菜}

材料

鹌鹑蛋150克。

调料

老抽、花椒、桂皮、香叶、大料、姜各适量，盐1克。

做法

1 鹌鹑蛋洗净，倒入锅中加足量水大火烧开，煮约5分钟，捞出过凉，轻轻捏破蛋壳。

2 净锅加适量清水，放入老抽、花椒、桂皮、香叶、大料、姜和盐，大火烧开后倒入鹌鹑蛋，中火煮5分钟后关火盛出。

3 连汤带水将鹌鹑蛋装入容器中，凉凉后放入冰箱冷藏过夜即可食用。

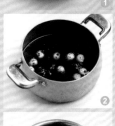
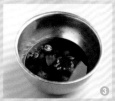

热 量	80千卡
糖 类	1.1克
蛋白质	6.4克
脂 肪	5.6克

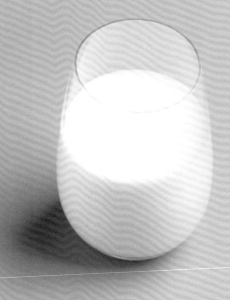

牛奶

促进胰岛素正常分泌

热　　量：54 千卡 /100 克
GI　　值：28
推荐用量：200～300 克 / 天
有效控糖吃法：直接饮用
控糖关键营养素：钙

热　量	129 千卡
糖　类	12.8 克
蛋白质	5.5 克
脂　肪	6.7 克

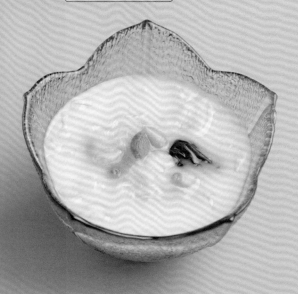

牛奶炖花生 汤羹

材料
牛奶 200 克，花生米、水发银耳 30 克，
枸杞子 10 克，红枣 20 克。

做法
1 水发银耳洗净，撕小朵；花生米洗净，
　浸泡备用；枸杞子冲洗；红枣洗净，
　撕成小块。
2 将花生米、水发银耳、枸杞子、红枣
　放碗中，加适量清水，入锅炖 1 小时，
　加入牛奶搅匀即可。

牛奶不宜长时间高温加热
牛奶不宜长时间高温加热，高温加热会破
坏其营养成分。

牛奶玉米汁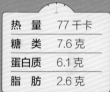

热　量	110 千卡
糖　类	14.8 克
蛋白质	5.0 克
脂　肪	3.8 克

材料

玉米 150 克，牛奶 300 克。

做法

1 将玉米洗净，剥粒。

2 将玉米粒倒入豆浆机中，加
适量清水至上下水位线之间，
煮至豆浆机提示做好，倒入
牛奶即可。

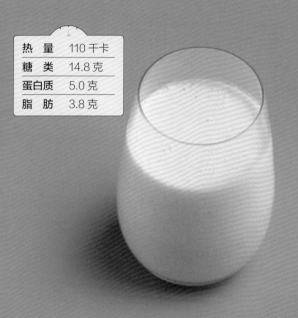

红豆双皮奶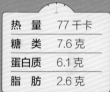

热　量	77 千卡
糖　类	7.6 克
蛋白质	6.1 克
脂　肪	2.6 克

材料

牛奶 240 克，熟红豆 20 克，鸡蛋清
2 个（60 克）。

调料

代糖适量。

做法

1 鸡蛋清中加入代糖搅拌均匀。

2 牛奶用中火稍煮，倒入碗中，放凉后
表面会结一层奶皮。拨开奶皮一角，
将牛奶倒进蛋清中，碗底留下奶皮。

3 把蛋清牛奶混合物沿碗边缓缓倒进留
有奶皮的碗中，奶皮会自动浮起来。
蒙上保鲜膜，隔水蒸 15 分钟，关火闷
5 分钟，冷却后加熟红豆即可。

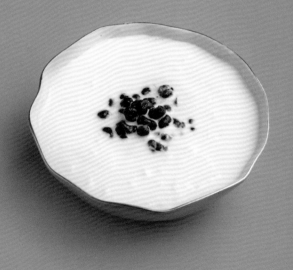

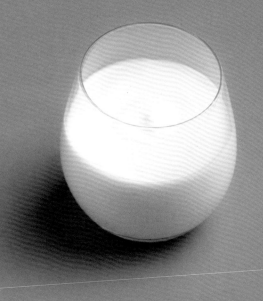

酸奶

帮助控制血糖，补钙

热　　量：72 千卡 /100 克
GI　　值：48（加糖）
推荐用量：200~300 克 / 天
有效控糖吃法：直接饮用、凉拌
控糖关键营养素：钙

热 量	130 千卡
糖 类	12.1 克
蛋白质	4.6 克
脂 肪	7.2 克

果仁酸奶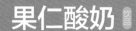

材料
酸奶 300 克，核桃肉、开心果仁、腰果
各 10 克，草莓 50 克。

做法
1 草莓洗净，切小丁。
2 将酸奶放在碗中，将草莓丁、核桃肉、
　 开心果仁、腰果撒在酸奶上，搅拌均
　 匀即可。

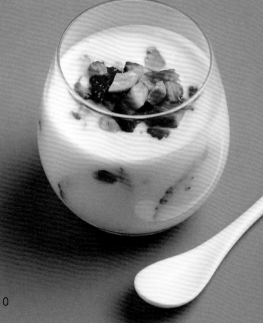

水果，病情允许，
每天 200 克以内

 一图看懂 200 克水果是多少

不是所有的糖尿病患者都可以吃水果，只有空腹血糖在 7.0 毫摩 / 升（126 毫克 / 分升）以下、餐后 2 小时血糖在 10 毫摩 / 升（180 毫克 / 分升）以下、糖化血红蛋白在 7.0％以下，且病情稳定、不常出现低血糖的糖尿病患者才可以吃水果，并要在营养师的指导下选用含糖量低的水果，同时要相应减少主食的摄入量。

糖尿病患者每天食用水果的量不宜超过 200 克，食用时间宜在两餐之间。对于糖尿病患者而言，要控制水果的每次摄入量，切莫过多食用。

那么，日常饮食如何快速判断水果的重量？一起来看看吧！

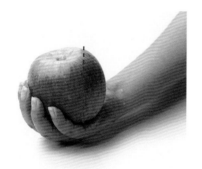

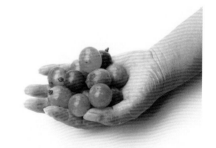

成人一只手可握住的苹果 ≈ 260 克
（大约 4/5=200 克）

成人单手捧葡萄（14~15 颗）≈ 100 克

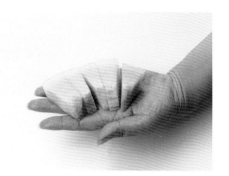

成人单手捧哈密瓜块 ≈ 80 克

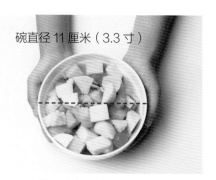

碗直径 11 厘米（3.3 寸）

满满一碗水果块 ≈ 200 克

把握这 5 点，吃水果也不怕血糖飙升

● 水果和主食需交换

糖尿病患者吃水果需减少主食量，要把水果热量折算到一天摄入的总热量中。以一天吃 200 克水果为例，则主食建议减少 25 克。这就是食物等值交换的办法，以使每日摄入总热量保持不变。

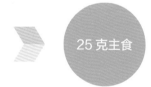

苹果、梨、桃、李、杏、柚子、橘子、橙子、葡萄、猕猴桃等 200 克 ➤ 25 克主食

● 吃水果前后 2 小时自测血糖

糖尿病患者可以在吃水果前后 2 小时测血糖，了解其波动情况，这样可以知道自己能否进食某类水果。含糖量低的水果只是推荐食用，糖尿病患者仍然要自己监测、摸索，寻找适合自己的水果。一般来说，如果不常出现高血糖或低血糖，可以扩大水果的选择范围，但如果血糖波动大或出现异常，要暂时忌口。

● 多吃含糖量低的水果以减轻胰腺负担

柚子、草莓、猕猴桃等含糖量比较低，此类水果可以减轻糖尿病患者的胰腺负担，帮助其吸收丰富的维生素和矿物质。而其中的很多微量元素对于提高、改善糖尿病患者体内胰岛素的活性也是很有帮助的。

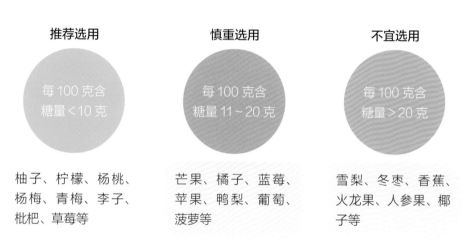

推荐选用	慎重选用	不宜选用
每 100 克含糖量＜10 克	每 100 克含糖量 11~20 克	每 100 克含糖量＞20 克
柚子、柠檬、杨桃、杨梅、青梅、李子、枇杷、草莓等	芒果、橘子、蓝莓、苹果、鸭梨、葡萄、菠萝等	雪梨、冬枣、香蕉、火龙果、人参果、椰子等

● 挑选水果要"青"和"生"

吃水果时最好挑偏"青"点的、"生"点的，没熟透的，这样的水果口感也不错，但含糖量大大降低，有利于血糖控制，如"青"点的李、橘子、苹果、葡萄等。所以，糖尿病患者在挑选水果时，最好不要选那些熟透的甚至有酒精发酵味道的。

● 吃水果时间有讲究

水果宜作为加餐食用。"加餐"即两次正餐之间进食水果，如上午 10 点左右、下午 3 点左右，既预防低血糖，又可保证血糖不发生大的波动。水果如果跟正餐一起吃，胰岛素分泌、代谢就会受到影响，导致血糖控制不理想。

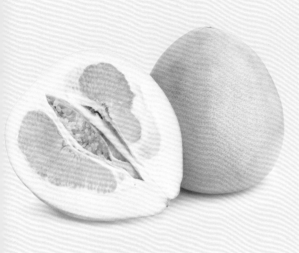

柚子

减轻胰岛细胞的负担

热　　量: 42 千卡 /100 克
GI　　值: 25
推荐用量: 50~100 克 / 天
有效控糖吃法: 生食、凉拌
控糖关键营养素: 维生素 C、橙皮苷

热　量	98 千卡
糖　类	8.8 克
蛋白质	8.0 克
脂　肪	3.7 克

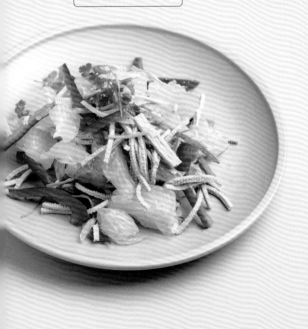

三丝拌柚块 凉拌

材料
净柚子肉 150 克,红甜椒、豆腐丝各 100 克。

调料
香菜段适量,盐、香油各 2 克。

做法
1 柚子肉切块;红甜椒洗净,去蒂除子,切丝;豆腐丝洗净,切段。
2 柚子肉、香菜段、红甜椒丝、豆腐丝放入同一个盘中,加盐和香油拌匀即可。

胡柚更适合糖尿病患者
葡萄柚(果肉红色)含糖量稍高于胡柚(果肉黄色),糖尿病患者最好食用胡柚。

樱桃

明目，抗氧化

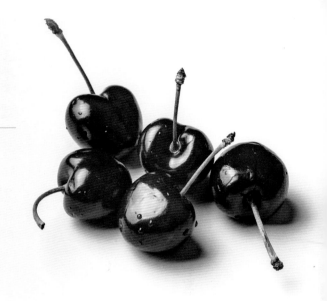

热　量：46 千卡 /100 克
GI　值：22
推荐用量：100 克 / 天
有效控糖吃法：生食、榨汁
控糖关键营养素：花青素

樱桃黄瓜汁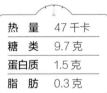

热　量	47 千卡
糖　类	9.7 克
蛋白质	1.5 克
脂　肪	0.3 克

材料

黄瓜 300 克，樱桃 200 克。

做法

1 黄瓜洗净，切小块；樱桃洗净，去蒂及核。

2 将黄瓜和樱桃放入榨汁机中，加适量饮用水榨成汁即可。

樱桃 + 黄瓜，有助于减肥

樱桃含较丰富的钾和维生素 E，与黄瓜搭配榨汁，可抑制脂肪堆积，有助于减肥，对糖尿病患者有益。

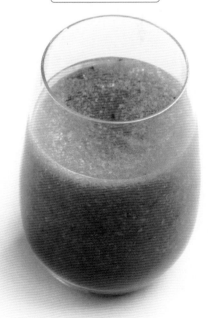

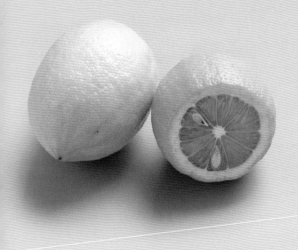

柠檬

促进糖代谢

热　　量: 146 千卡 /100 克
推荐用量: 1~2 片 / 天
有效控糖吃法: 泡水、凉拌
控糖关键营养素: 维生素 C、柠檬酸

热 量	49 千卡
糖 类	9.7 克
蛋白质	1.7 克
脂 肪	0.5 克

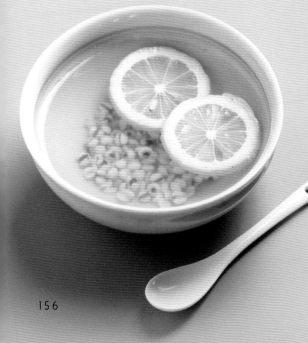

薏米柠檬水

材料
薏米 40 克,柠檬片 10 克。

做法
1 薏米洗净,浸泡 4 小时,倒入锅中煮开,转小火熬制 1.5 小时,至汤变成淡奶白色,即为薏米水。
2 把薏米水倒碗中,放入切好的柠檬片即可。

薏米 + 柠檬,有效控血糖
薏米中的薏米多糖有较好的控糖效果,柠檬中的柠檬酸能分解糖。常喝薏米柠檬水,对控制血糖、预防糖尿病并发症都有一定益处。

草莓

降压，润肤

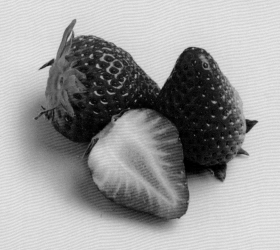

热　　量：32 千卡 /100 克

推荐用量：100 克 / 天

有效控糖吃法：榨汁、生食

控糖关键营养素：维生素 C、膳食纤维

草莓薏米酸奶 饮品

材料

草莓 100 克，薏米 50 克，原味酸奶 200 克。

做法

1 薏米洗净，用清水浸泡 2 小时，然后放入锅中煮熟，捞出，凉凉；草莓洗净去蒂，切成小块。

2 将薏米、草莓块、酸奶搅拌均匀即可。

热　量	71 千卡
糖　类	14.2 克
蛋白质	2.5 克
脂　肪	0.6 克

草莓柚汁 饮品

材料

草莓 150 克，柚子肉 50 克。

做法

1 草莓洗净，去蒂，切小块；柚子肉切小块。

2 将草莓和柚子一起放入榨汁机中，加适量饮用水打成汁即可。

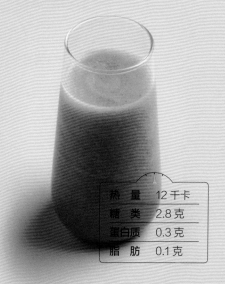

热　量	12 千卡
糖　类	2.8 克
蛋白质	0.3 克
脂　肪	0.1 克

大豆及坚果类，
每天 25~35 克

 每天 25~35 克大豆及坚果是多少

　　根据《中国居民膳食指南（2016）》的建议，大豆及坚果每日摄入 25～35 克。其中，大豆及其制品富含优质蛋白质、大豆异黄酮等有益成分，对保持血管健康有益；坚果是很好的补充营养的零食，可提供不饱和脂肪酸等成分，只是热量高，要计算在全天总热量之内。

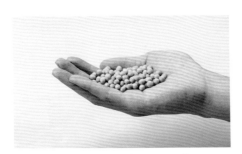

单手掌心捧满黄豆 ≈ 30 克

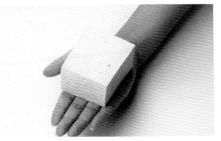

一手掌的白豆腐 ≈ 200 克

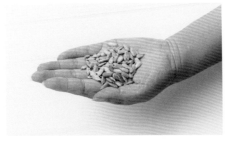

一手掌心的瓜子仁 ≈ 10 克

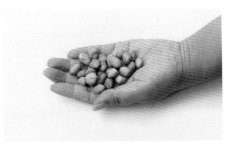

一手掌心的花生米 ≈ 20 克

大豆是"肉"，杂豆是"粮"

大豆不仅指黄豆，还包括黑豆、青豆等。杂豆是指扁豆、绿豆、红豆、豌豆、芸豆、鹰嘴豆等。《中国居民膳食指南（2016）》把杂豆和大豆区分看待，其中，把杂豆归到粮食类推荐，而大豆则可以和肉类相媲美。由此可见，饮食中不是吃了杂豆就算了，而是吃了绿豆、红豆外，还要有大豆及其制品才算圆满。

大豆与杂豆的营养对比

	大豆	杂豆
碳水化合物含量	20% 左右	55% 以上
蛋白质含量	35%，且为优质蛋白质	20%～25%
脂肪含量	15%～25%，以不饱和脂肪酸为主，尤其适合高血压、动脉粥样硬化患者	脂肪含量低，仅1% 左右
食用方法	可以替换鱼类和肉类，多用于烹调菜肴	淀粉含量高，更多的是当粮食食用，是做馅、和面、煮粥等的良好选择

大豆类食物交替食用

糖尿病患者每周可将大豆及其制品交替食用，如早餐安排豆浆，午餐、晚餐食用豆腐、豆腐丝等，既可以变换口味，又能满足营养需求。

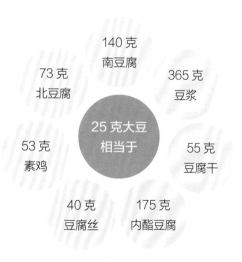

140 克
南豆腐

73 克
北豆腐

365 克
豆浆

25 克大豆
相当于

53 克
素鸡

55 克
豆腐干

40 克
豆腐丝

175 克
内酯豆腐

注：按照蛋白质的含量进行核算。

坚果类：可以外带的零食

糖尿病患者外出游玩，累了以后容易受到高热量食品的诱惑，一旦没忍住，多吃了几口，血糖就会波动。为此，建议糖尿病患者外出要带上"属于自己的零食"——低糖水果或坚果，既能充饥又能解馋，还能预防低血糖。

● 适量吃坚果有助控糖

坚果含有多不饱和脂肪酸、膳食纤维和镁，适量吃坚果有助于控血糖。所以，每天吃点坚果对糖尿病患者是有好处的，特别是外出时。适合糖尿病患者的坚果有很多，包括核桃、花生、葵花子、杏仁、松子、开心果、榛子等。

● 坚果虽好也不能多吃

坚果小小的体积下蕴藏着较高的热量。比如，一把十来粒的花生米，可能相当于1两米饭所供应的热量。越来越多的糖尿病患者也注意到，只控制糖的摄入是远远不够的，还必须控制总热量，这样血糖才不会忽高忽低。

大部分坚果是高脂食品，其脂肪含量在35%~80%，能榨出油。且坚果体积小而热量密度高，很容易吃多了。因此，吃坚果一定要控制量，每天1小把的量最为理想。同时，要把坚果的热量从主食中扣除。例如，吃75克的带壳葵花子，应少吃2两饭。

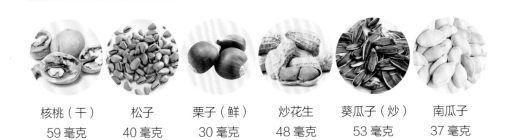

| 核桃（干）
59毫克 | 松子
40毫克 | 栗子（鲜）
30毫克 | 炒花生
48毫克 | 葵瓜子（炒）
53毫克 | 南瓜子
37毫克 |

注：每100克可食部脂肪含量。

宜用植物油代替动物油

脂肪酸按照饱和程度，根据双键数量的多少，可分为饱和脂肪酸、单不饱和脂肪酸及多不饱和脂肪酸。饱和脂肪酸可以通过摄取猪油、牛油、黄油等获得，不饱和脂肪酸主要通过摄取植物油、海鱼获得。对于糖尿病患者来说，宜用植物油代替动物油。

植物油	特点	适合烹调方法
大豆油	富含亚油酸、维生素 E	烹调时温度不宜过高，不适宜煎炸
花生油	不饱和脂肪酸含量高，还含有卵磷脂	耐热性略高于其他油，适用于烹炒
葵花子油	亚油酸比例高达 66%，远远高于其他油类	耐热性较好，可用于一般炒菜，但不宜爆炒、煎炸
橄榄油	与谷物油脂相比，它的亚油酸、维生素 E 含量较低，但含有多酚类抗氧化剂	最适合凉拌，也可用于低温烹炒

1 改变烹调方法，日常烹饪多采用凉拌、蒸、炖、炒、微波等用油少的烹饪方法，避免采用煎、炸等用油多的烹饪方法。例如烧茄子，可以将茄块用盐水腌一会儿，再在锅中干煸一阵以渗出水分，然后上锅炒。

2 改变过去做菜肴放油多的不良饮食习惯，如做饺子的馅料时少放油或不放油，避免"一咬一口油"；主食以清淡为主，尽量少吃油条、油饼、炒面、炒饼等。

做到这 4 条能少吃一半油

3 用平底锅或不粘锅做菜，少许油"润锅"即可。平底锅受热均匀，油入锅稍转一下就可铺满整个锅，同时还可减少油烟的产生，使每滴油都用得恰到好处。

4 食物可以先焯再炒。肉类先焯烫可去脂肪；不易熟或易吸油的食材事先焯烫，再放入其他食材同煮或炖炒，可减少汤汁或油脂的吸入。

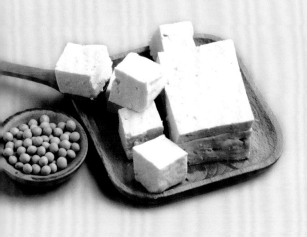

黄豆及其制品

平稳血糖，改善糖耐量

热　　量：359 千卡 /100 克
GI　　值：18（黄豆浸泡）
推荐用量：40 克 / 天
有效控糖吃法：炖煮
控糖关键营养素：膳食纤维、蛋白质

热　量	204 千卡
糖　类	18.8 克
蛋白质	16.6 克
脂　肪	8.0 克

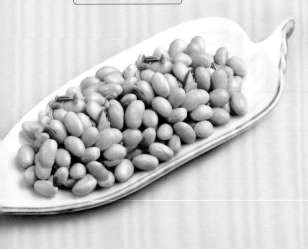

茴香豆 凉菜

材料
黄豆 150 克，小茴香 10 克。

调料
盐 5 克，大料 1 个。

做法

1　黄豆洗净，用清水浸泡 12 小时，泡涨。

2　锅中倒入适量水煮开，放入小茴香、大料、盐，再次煮开后放入黄豆煮熟，关火。

3　待黄豆在大料茴香水中浸泡 3 小时入味后，捞出沥干即可。

香椿拌豆腐 凉菜

材料

豆腐 300 克，香椿 100 克。

调料

盐、香油各 3 克。

热　量	101 千卡
糖　类	7.0 克
蛋白质	7.2 克
脂　肪	5.4 克

做法

1　豆腐洗净，放入沸水中焯烫，捞出沥干，切小块，装盘。

2　香椿洗净，焯烫捞出，过凉，捞出沥干，切碎，放入豆腐块中。

3　香椿、豆腐加入盐、香油拌匀即可。

香椿＋豆腐，保护胰岛细胞

香椿含有丰富的维生素 C 和胡萝卜素，豆腐属于低热量、低脂肪、高蛋白食品，搭配做菜，营养互补，还能保护胰岛细胞免受自由基伤害。

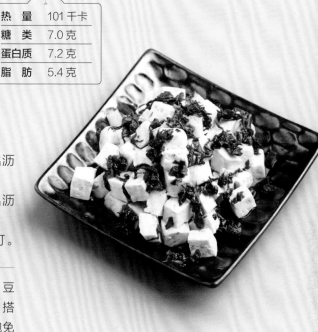

秘制茄汁黄豆 热菜

热　量	146 千卡
糖　类	14.6 克
蛋白质	7.4 克
脂　肪	5.5 克

材料

黄豆 100 克，番茄 200 克，洋葱 20 克。

调料

盐 3 克，生抽 4 克。

做法

1　黄豆洗净，冷水浸泡 12 小时，放入加了生抽的沸水锅中煮熟，捞出。

2　番茄洗净，用刀划十字，放入沸水中煮 30 秒，捞出去皮，切丁；洋葱洗净，去皮，切丁。

3　锅内倒油烧至七成热，倒入番茄丁、洋葱丁炒软，加适量清水煮开，加入黄豆，煮至汤汁浓稠，加盐调味即可。

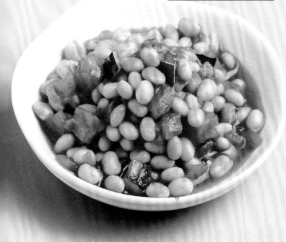

海带炖豆腐 _{汤羹}

材料

豆腐 200 克，泡发海带 300 克。

调料

葱花、姜末、盐各适量。

做法

1 海带洗净，切成块；豆腐切成大块，焯水沥干，然后切成小方块备用。
2 锅内倒入适量油，待油烧热时，放入姜末、葱花煸香，放入豆腐块、海带块，加入适量清水大火煮沸，改用小火炖，加盐调味即可出锅。

热 量	69 千卡
糖 类	4.4 克
蛋白质	5.6 克
脂 肪	3.6 克

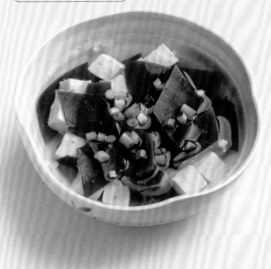

热 量	101 千卡
糖 类	6.1 克
蛋白质	9.8 克
脂 肪	4.7 克

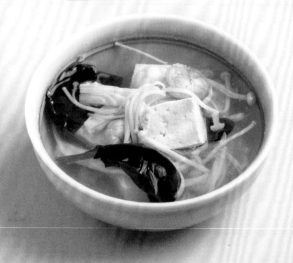

金针菠菜豆腐汤 _{汤羹}

材料

豆腐 250 克，金针菇 100 克，菠菜 50 克，鲜虾 30 克。

调料

盐 3 克，香油适量。

做法

1 豆腐洗净，切块；鲜虾去头、去虾线，洗净；金针菇、菠菜去根，洗净，菠菜焯水。
2 锅中倒入清水大火烧开，放入豆腐块、金针菇转中火煮 10 分钟。
3 放入鲜虾、菠菜煮熟关火，加入盐搅拌均匀，淋入香油即可。

核桃

益肾，补锌

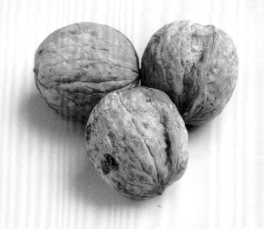

热　　量：336 千卡 /100 克
推荐用量：3~5 个 / 天
有效控糖吃法：带皮吃、凉拌
控糖关键营养素：ω-3 脂肪酸、锌

核桃仁拌菠菜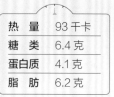

热 量	93 千卡
糖 类	6.4 克
蛋白质	4.1 克
脂 肪	6.2 克

材料
菠菜 150 克，核桃仁 30 克。

调料
盐、香油、醋各 3 克。

做法

1 菠菜洗净，放入沸水中焯一下，捞出
沥干，切段。

2 锅置火上，用小火煸炒核桃仁，取出
压碎。

3 将菠菜段和核桃碎放入盘中，加入盐、
香油、醋搅拌均匀即可。

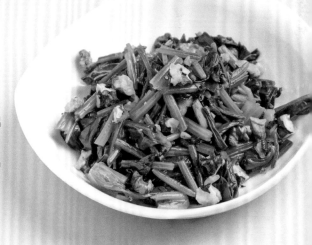

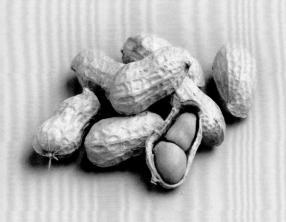

花生

健脑益智，增加血管弹性

热　　量: 313 千卡 /100 克

GI　值: 14

推荐用量: 30 克 / 天

有效控糖吃法: 煮

控糖关键营养素: 花生四烯酸

热　量	522 千卡
糖　类	21.7 克
蛋白质	20.0 克
脂　肪	42.3 克

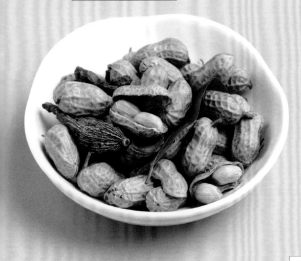

五香花生 凉菜

材料

带壳花生 500 克。

调料

大料、桂皮、草果、香叶各适量，盐3克。

做法

1 带壳花生洗净，将花生壳捏裂备用。

2 锅置火上，倒入大料、桂皮、草果、香叶、花生，加水没过花生，倒入盐，大火煮15分钟，关火浸泡1小时即可。

注：可一次多做点，分次吃完。

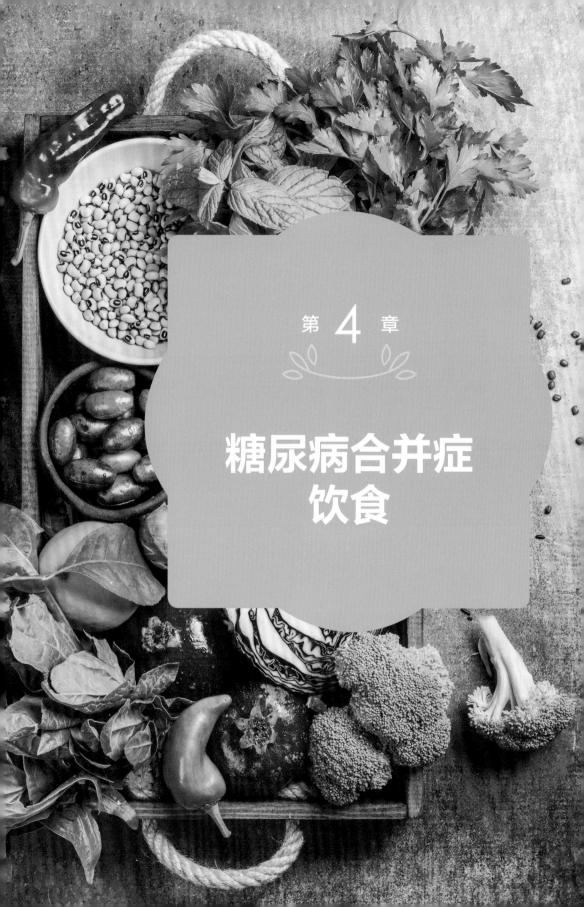

第 4 章

糖尿病合并症
饮食

糖尿病合并高血压饮食

饮食原则

1. 以 20~25 千卡 / 千克体重摄入热量。
2. 减少膳食脂肪，补充适量优质蛋白质，如鱼类、豆制品等。
3. 每日摄入富含膳食纤维和钾的蔬果，如紫甘蓝、芹菜、韭菜、菠菜、苋菜、木耳、柚子、猕猴桃等，帮助控制血压和血糖。
4. 适当多食含钙丰富的食物，如牛奶、海带、豆腐、菠菜等，减轻钠对血压的不利影响。
5. 严格限盐，建议 3~5 克 / 日，不吃或少吃加工腌制品，如咸肉、火腿、咸菜、腐乳等。

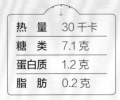

热 量	30 千卡
糖 类	7.1 克
蛋白质	1.2 克
脂 肪	0.2 克

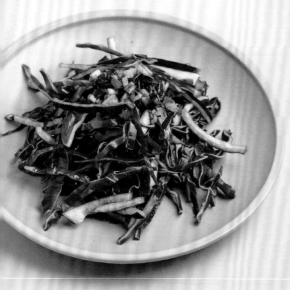

生拌紫甘蓝 凉菜

材料
紫甘蓝 200 克，洋葱 100 克。

调料
葱花、姜末、白醋各适量，盐、花椒油各 2 克。

做法

1 紫甘蓝、洋葱洗净，切成细丝，放入盘中备用。

2 把葱花、姜末、盐、花椒油、白醋调成味汁。

3 把调好的味汁均匀地倒在切好的菜丝上，拌匀即可。

紫甘蓝 + 洋葱，控糖降压
紫甘蓝和洋葱都富含花青素，有扩张血管、促进血液循环的作用，两者一起食用，降血压的效果更优。

香干炒芹菜 热菜

热 量	166 千卡
糖 类	8.4 克
蛋白质	16.5 克
脂 肪	7.8 克

材料

芹菜 250 克，豆腐干（香干）300 克。

调料

葱花、酱油各 5 克，料酒 6 克。

做法

1 芹菜择洗净，先剖细，再切长段；豆腐干洗净，切条。

2 炒锅置火上，倒油烧至七成热，用葱花炝锅，下芹菜段煸炒，再放入豆腐干条、料酒炒拌均匀，出锅前加酱油调味即可。

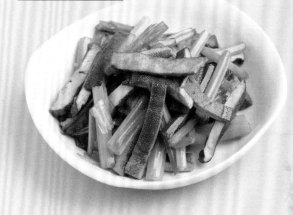

荞麦蒸饺 主食

热 量	303 千卡
糖 类	50.8 克
蛋白质	18.4 克
脂 肪	3.9 克

材料

荞麦粉 200 克，虾仁 60 克，韭菜 100 克，鸡蛋 1 个（约 60 克）。

调料

姜末适量，盐、香油各 2 克。

做法

1 鸡蛋打入碗内，打散，煎成蛋饼，铲碎；韭菜择洗净，切末；虾仁冲洗，挑去虾线，切小丁。

2 将鸡蛋碎、虾仁丁、韭菜末、姜末放入盆中，加盐、香油拌匀调成馅。

3 荞麦粉放入盆内，用温水和成软硬适中的面团，擀成饺子皮，包入馅，收边捏紧，做成饺子生坯，送入烧沸的蒸锅中火蒸 20 分钟即可。

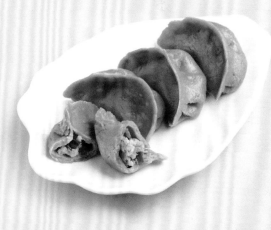

韭菜豆渣饼 主食

材料

黄豆渣 80 克，玉米面 100 克，韭菜 50 克，鸡蛋 1 个（60 克）。

调料

盐 1 克，香油 2 克。

做法

1 黄豆渣放入玉米面中，混合均匀；鸡蛋打入豆渣玉米面中混合均匀；韭菜择洗净，切碎，倒入面中，调入盐和香油。

2 所有材料混合均匀，团成团，压成小饼状；平底锅中倒少许油，放入小饼小火烙至一面金黄后翻面，烙至两面金黄即可。

豆渣别丢弃

平时做豆浆时，不要丢掉豆渣，将豆渣加面粉或玉米面做成豆渣饼，可以更全面地吸收其中的营养成分。

热　量	175 千卡
糖　类	28.3 克
蛋白质	7.0 克
脂　肪	4.3 克

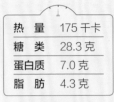

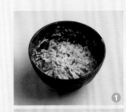

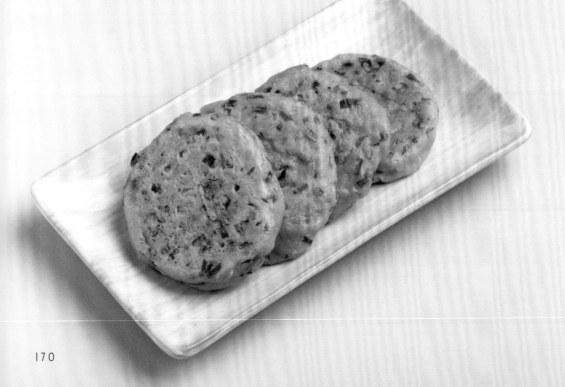

糖尿病合并冠心病饮食

饮食原则 ▶

1. 脂肪摄入要限量，每日胆固醇摄入量应控制在 200 毫克以下，有助于降低血清胆固醇的含量。
2. 每周吃 2~3 次海产品，如三文鱼、多宝鱼、海藻等，其中富含的 ω-3 脂肪酸可降低血脂与血液黏度，有助于预防心肌梗死。
3. 适当多吃些活血化瘀的食物，如油菜、韭菜、木耳、柑橘、柠檬、茭白、玫瑰花茶、茉莉花茶、白萝卜等，以通畅血脉，促进血液循环。
4. 每天吃 50~100 克豆制品，如豆腐、豆皮、腐竹等。大豆蛋白具有降低血胆固醇含量的效果。

海带拌海蜇 凉菜

材料
海蜇 150 克，水发海带 100 克。

调料
香菜段、醋、蒜泥各适量，盐、香油各 2 克。

热 量	21 千卡
糖 类	2.6 克
蛋白质	2.3 克
脂 肪	0.2 克

做法

1 海蜇放入清水中浸泡去味，放入沸水中焯透，捞出过凉，沥干水分，切丝；水发海带洗净，切丝。

2 将海蜇丝、海带丝放盘中，加盐、醋、蒜泥、香油拌匀，撒上香菜段即可。

海蜇去沙需用盐水
买来的海蜇常有细沙，可将其切成细丝，泡入盐水中用手搓洗片刻后捞出，然后把盐水倒掉，再用新盐水泡洗，反复 3 次即可把细沙洗净。

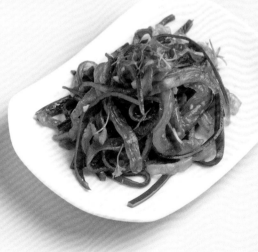

热 量	27 千卡
糖 类	5.9 克
蛋白质	1.3 克
脂 肪	0.3 克

芦笋扒冬瓜 热菜

材料
芦笋 200 克，冬瓜 300 克。

调料
姜丝、葱末、盐各适量。

做法
1 芦笋洗净、切丁，冬瓜去皮和瓤、切丁，分别放入沸水中焯一下，捞出过凉，沥干。
2 将芦笋丁、冬瓜丁放入锅中，加入盐、葱末、姜丝，加水适量，炖30分钟即可。

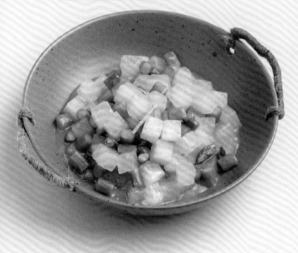

热 量	93 千卡
糖 类	0.0 克
蛋白质	11.5 克
脂 肪	5.2 克

清蒸三文鱼 热菜

材料
三文鱼肉 200 克。

调料
葱丝、姜丝各5克，盐3克，柠檬汁、香油各适量。

做法
1 三文鱼肉洗净，切块，撒少许盐抓匀。
2 取盘，放入三文鱼肉，再放上葱丝、姜丝，送入蒸锅大火蒸7分钟，淋上香油、柠檬汁即可。

三文鱼 + 柠檬，营养更易吸收
烹制三文鱼时放入几片柠檬或滴入柠檬汁，可除腥提味，且柠檬中含有丰富的维生素 C，可使营养更易吸收。

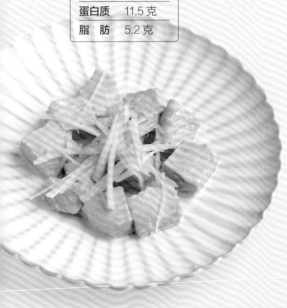

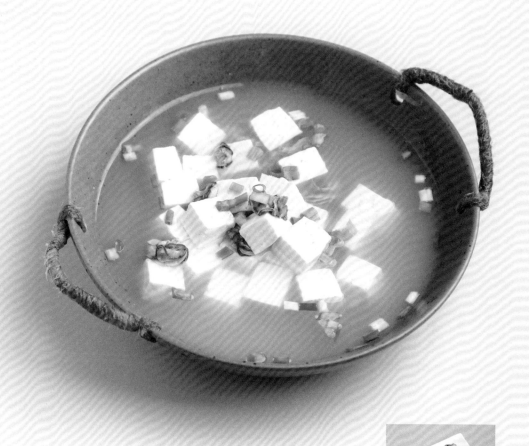

牡蛎豆腐汤 汤羹

材料

净牡蛎肉 150 克，豆腐 300 克。

热 量	121 千卡
糖 类	7.5 克
蛋白质	9.3 克
脂 肪	6.4 克

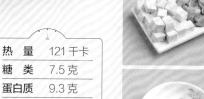

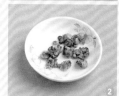

调料

胡椒粉、葱花各适量，盐 2 克。

做法

1 牡蛎肉沥干水分；豆腐洗净，切块待用。

2 将锅中水烧开，放入牡蛎肉焯烫一下，捞起备用。

3 再烧开一锅水，倒入豆腐块、盐、胡椒粉，最后将牡蛎肉入锅，煮至牡蛎肉熟，撒入葱花即可。

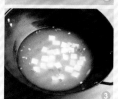

糖尿病合并血脂异常饮食

饮食原则

1. 每天保证 40~75 克富含优质蛋白质的瘦肉或低脂鱼虾，如鸡胸肉、虾、鳕鱼等。
2. 每天摄入膳食纤维 25~35 克，多食如豆类、藜麦、木耳、油菜、西蓝花等食物。
3. 每日的胆固醇摄入量不超过 200 毫克，动物内脏、墨鱼、干贝、鱼子、蟹黄等食品中胆固醇含量高，应加以限制。
4. 适当选用橄榄油、茶子油等富含单不饱和脂肪酸的油类。

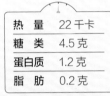

热　量	22 千卡
糖　类	4.5 克
蛋白质	1.2 克
脂　肪	0.2 克

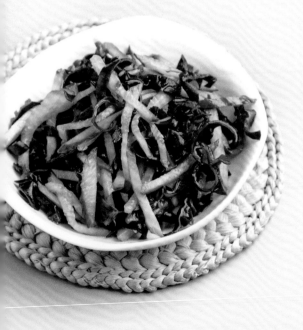

木耳拌黄瓜 凉菜

材料

水发木耳、黄瓜各 150 克。

调料

醋、橄榄油各适量，盐 2 克。

做法

1 水发木耳择洗净，入沸水中焯透，捞出，沥干水分，凉凉，切丝；黄瓜洗净，切丝。
2 取小碗，放入醋、盐、橄榄油搅拌均匀，制成调味汁。
3 取盘，放入黄瓜丝和木耳丝，淋入调味汁拌匀即可。

帮助改善胰岛素分泌

黄瓜有很好的充饥作用；木耳含有木耳多糖及膳食纤维，能够改善胰岛的分泌功能。两者同食，控糖又减脂。

南瓜鲜虾藜麦沙拉 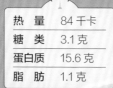凉菜

材料

藜麦 5 克，虾仁、南瓜、生菜各 100 克。

调料

盐、橄榄油、黑胡椒、醋各适量。

做法

1 藜麦洗净，浸泡 4 小时，煮熟，捞出
  沥干；南瓜去皮、去瓤，洗净，切成
  厚片；生菜洗净，撕大片；虾仁去虾
  线，洗净，焯熟。

2 将处理好的藜麦、虾仁、南瓜片、生
  菜放入盘中，加盐、橄榄油、黑胡椒、
  醋拌匀即可。

热 量	84 千卡
糖 类	3.1 克
蛋白质	15.6 克
脂 肪	1.1 克

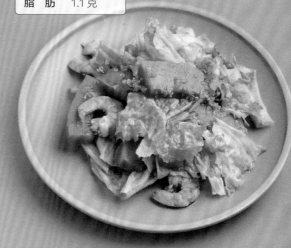

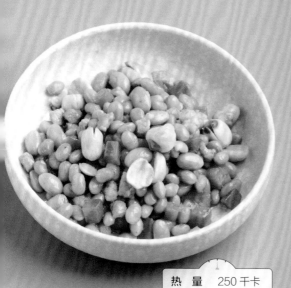

热 量	250 千卡
糖 类	25.1 克
蛋白质	21.3 克
脂 肪	8.8 克

四喜黄豆 热菜

材料

黄豆 120 克，青豆粒、胡萝卜、莲子、
猪瘦肉各 30 克。

调料

料酒、水淀粉各适量，盐 2 克。

做法

1 将材料分别洗净，猪瘦肉切丁，胡萝
  卜去皮切粒，黄豆煮熟，莲子浸泡 4
  小时后煮熟。

2 将瘦肉丁中加适量盐、料酒、水淀粉
  腌好后，倒入油锅中炒熟，再加入黄
  豆、青豆粒、胡萝卜粒和莲子。

3 将熟时，加入剩下的盐调味即可。

巴沙鱼时蔬糙米饭 主食

材料

番茄 150 克，巴沙鱼 100 克，糙米 50 克，青豆粒、玉米粒各 30 克。

调料

盐、黑胡椒、生抽、料酒各适量。

做法

1 糙米洗净，浸泡 4 小时；巴沙鱼室温解冻，切成小方块，加入料酒、盐和黑胡椒腌渍 15 分钟。

2 将糙米放入电饭锅中，再放入青豆粒、玉米粒和腌好的鱼块，加入比平时略少一些的水，摁下"煮饭"键。饭煮好后，根据个人口味加入生抽调味即可。

无油少盐，减重效果好 ————

无油少盐的糙米饭更适合有减重需求的糖尿病患者，如果希望味道更好，可以用平底锅将巴沙鱼先煎熟，再搭配米饭一起食用。

热 量	161 千卡
糖 类	25.6 克
蛋白质	10.8 克
脂 肪	2.6 克

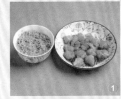

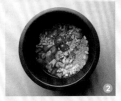

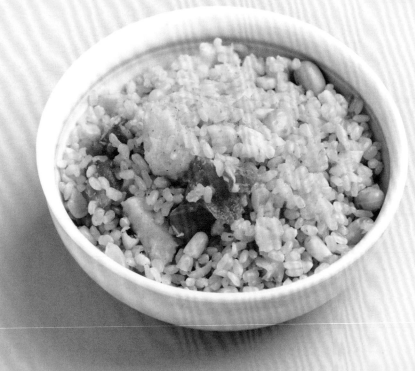

糖尿病合并肾病饮食

饮食
原则

1. 低蛋白饮食一定要保证足够热量，需达 30~35 千卡 / 千克体重，不过肥胖者应略少，以逐渐减重至正常，以免出现营养不良。

2. 应选择血糖生成指数较低的复合碳水化合物食物，如荞麦、燕麦、莜麦、玉米等。

3. 多用动物蛋白代替植物蛋白，应选用"白色蛋白"（烹饪后为白色），如鱼肉、虾、牡蛎、甲鱼、牛奶、鸡肉、鸡蛋等，尽量少用绿豆等豆类植物蛋白。植物蛋白（除大豆及豆制品）利用率低，反而会增加肾脏负担。

4. 钾的摄入量低于 1500 毫克 / 日。油菜、菠菜、韭菜、番茄、海带、香蕉和桃子等含钾高的食物应适当限制。

5. 肾功能不全者，盐降至 2 克 / 日，不宜食用腌制品。

凉拌藕片 凉菜

材料
莲藕 500 克。

调料
盐、醋、姜末、香油各 2 克，葱花 1 克。

做法

1 将莲藕洗净，去皮，切成薄片，入沸水锅中焯至断生，捞出过凉，装入盘中。

2 将盐、醋、白开水、葱花、姜末混合调匀，浇在藕片上，再淋上香油即可。

热 量	78 千卡
糖 类	19.2 克
蛋白质	2.0 克
脂 肪	0.3 克

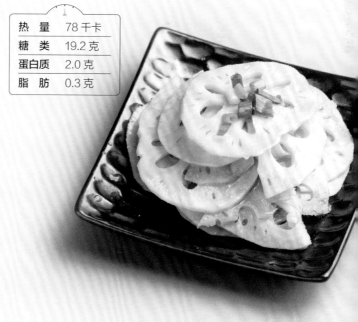

尖椒炒鸡蛋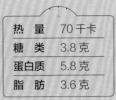

材料

尖椒 150 克，鸡蛋 2 个（120 克）。

调料

葱段、蒜末、盐各 4 克，香油各少许。

做法

1 鸡蛋打成蛋液，加少许盐，炒熟、炒碎；尖椒洗净，去蒂及子，切块。

2 锅内倒入油烧热，将蒜末爆香，下尖椒块，加盐翻炒至七成熟，倒入鸡蛋，点香油调味，撒上葱段翻炒均匀即可。

热 量	70 千卡
糖 类	3.8 克
蛋白质	5.8 克
脂 肪	3.6 克

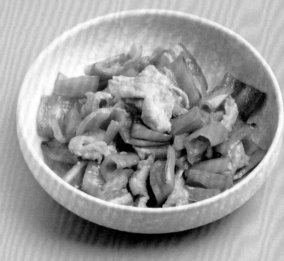

海参烩菜花

材料

水发海参 150 克，菜花 300 克。

调料

蒜末适量，盐 3 克。

做法

1 菜花洗净，掰成小朵，焯水备用；海参洗净，切块。

2 锅里加油烧热，爆香蒜末，倒入海参拌炒，放入菜花，然后放入盐以及适量水煮熟即可。

海参＋菜花，补肾又控糖

海参搭配菜花食用，可以消除疲劳，补肾又控糖。

热 量	39 千卡
糖 类	4.6 克
蛋白质	5.1 克
脂 肪	0.3 克

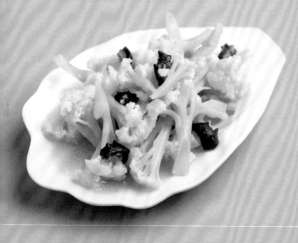

牡蛎炒鸡蛋 热菜

材料

牡蛎肉 50 克，鸡蛋 2 个（120 克），胡萝卜 70 克，柿子椒 50 克。

调料

盐 3 克，葱花、姜片各 5 克，料酒适量。

做法

1 牡蛎肉用盐水浸泡；柿子椒、胡萝卜洗净，切片备用。

2 锅中加水煮开，放入牡蛎肉煮 1 分钟，捞起；鸡蛋打散，另取锅把鸡蛋炒熟，盛出。

3 用锅中余油大火爆香葱花、姜片，下入胡萝卜片和柿子椒片，倒入鸡蛋和牡蛎肉同炒，烹入料酒和水，加盐调味，继续翻炒一会儿即可。

热 量	85 千卡
糖 类	5.8 克
蛋白质	6.7 克
脂 肪	4.0 克

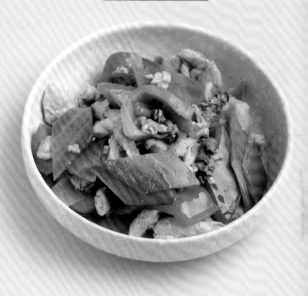

荞麦山药豆浆 饮品

材料

山药、红豆各 50 克，荞麦 60 克。

做法

1 红豆、荞麦分别洗净，用清水浸泡 4 小时；山药去皮，洗净，切小块。

2 将上述材料倒入全自动豆浆机中，加水至上下水位线之间，按"豆浆"键，煮至豆浆机提示豆浆做好即可。

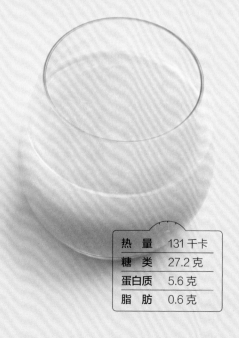

热 量	131 千卡
糖 类	27.2 克
蛋白质	5.6 克
脂 肪	0.6 克

糖尿病合并痛风饮食

饮食原则

1. 急性发作期，嘌呤摄入量应低于 150 毫克 / 日。多吃低嘌呤食物，如白菜、芹菜、白萝卜、鸡蛋等，以促进尿酸排出。
2. 缓解期，以低嘌呤食物为主，也可以适当摄入中嘌呤食物，如鸡胸肉、芦笋、金针菇、银耳等。
3. 每日喝水 2000～3000 毫升，以促进尿酸排出。水的组成包括白开水、汤粥、饮品等。
4. 多吃富含钾的食物，如绿豆、薏米、土豆、萝卜、西芹、菠菜、空心菜、油菜、桃、杏、木耳等，以减少尿酸沉淀。

热　量	21 千卡
糖　类	5.0 克
蛋白质	1.0 克
脂　肪	0.2 克

白萝卜番茄汤 汤羹

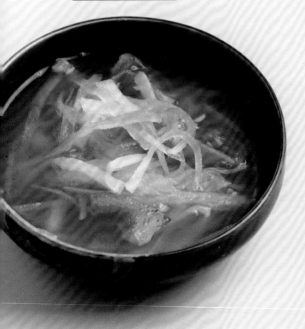

材料
白萝卜 250 克，番茄 150 克。

调料
盐 3 克，香油 2 克。

做法

1 白萝卜洗净，切丝；番茄洗净，去皮，切块。

2 锅置火上，倒油烧热，放番茄块炒匀，待炒出红汁时加入白萝卜丝翻炒片刻，倒入适量清水，大火烧开后转小火煮 5 分钟，加盐调味，淋入香油即可。

荞麦芹菜饼 主食

材料

荞麦粉 200 克，芹菜 100 克。

调料

盐、胡椒粉各适量。

做法

1 荞麦粉加适量水拌成糊状；芹菜洗净，切碎。

2 把切碎的芹菜放入荞麦糊中，放入准备好的调料，拌匀。

3 锅中放油加热后倒入荞麦糊，摊平并适时翻动，至两面微黄香熟即可。

热量	215 千卡
糖类	45.0 克
蛋白质	6.6 克
脂肪	1.9 克

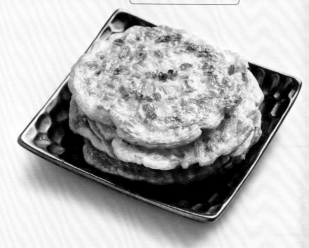

瓜皮绿豆饮 饮品

材料

绿豆 50 克，西瓜皮 100 克。

做法

1 绿豆洗净，用清水浸泡 4 小时；西瓜皮洗净，去绿皮及红瓤，切丁。

2 将绿豆放入锅中，加适量水，大火烧沸后用小火煮熟，再倒入西瓜皮丁煮沸即可。

低嘌呤健康饮品

这道饮品嘌呤含量低，适合糖尿病并发痛风患者饮用，但脾胃虚寒者慎食此饮。

热量	65 千卡
糖类	12.6 克
蛋白质	3.8 克
脂肪	0.2 克

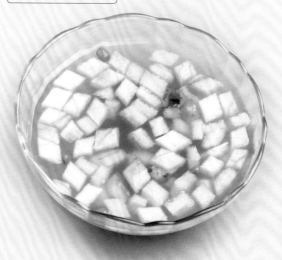

糖尿病合并眼病饮食

| 饮食原则 | ▶ | 1. 多吃叶黄素丰富的食物，如菠菜、西蓝花、芥蓝、羽衣甘蓝等新鲜绿色蔬菜和柑橘类水果。 |

1. 多吃叶黄素丰富的食物，如菠菜、西蓝花、芥蓝、羽衣甘蓝等新鲜绿色蔬菜和柑橘类水果。
2. 补充富含维生素 A 或胡萝卜素等的食物，如鸡肝、胡萝卜、芒果、菠菜、苋菜、玉米等，并减少用眼。
3. 适当摄入富含花青素的食物，如蓝莓、葡萄、红紫苏、茄子等，帮助缓解眼睛疲劳。
4. 每天饮用能明目的决明子茶、枸杞茶、菊花茶、绿茶等，滋阴明目。

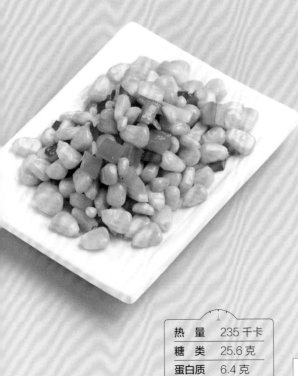

松仁玉米 热菜

材料
玉米粒 300 克，松子仁 50 克，柿子椒、红甜椒各 20 克。

调料
葱花 5 克，盐 2 克，香油 1 克。

做法

1 柿子椒、红甜椒分别洗净，去蒂和子，切成小丁；玉米粒放入沸水中煮至八成熟，捞出沥干水分。

2 松子仁放锅里，用小火不断翻炒焙香，盛出备用。

3 锅内倒油烧至七成热，下葱花煸香，下柿子椒丁、红甜椒丁、玉米粒炒熟，调入盐、香油，撒上松子仁即可。

热 量	235 千卡
糖 类	25.6 克
蛋白质	6.4 克
脂 肪	13 克

微信扫描书中含"📱"图标的二维码
加入【读者交流群】，与其他读者，分享糖尿病相关知识。

常见食物血糖生成指数

糖类

食物名称	GI 值
麦芽糖	105
葡萄糖	100
绵白糖	84
胶质软糖	80
蜂蜜	73
蔗糖	65
方糖	65
巧克力	49
乳糖	46
果糖	23

蔬菜类

食物名称	GI 值
南瓜（倭瓜、番瓜）	75
胡萝卜（金笋）	71
麝香瓜	65
甜菜	64
胡萝卜（煮）	39
雪魔芋	17
芦笋	15
西蓝花	15
菜花	15
芹菜	15
黄瓜	15
茄子	15
鲜青豆	15
莴笋	15
生菜	15
柿子椒	15
番茄	15
菠菜	15

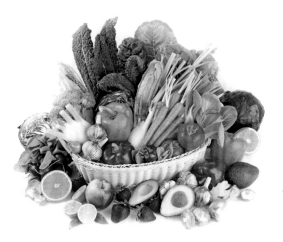

水果及其制品

食物名称	GI 值
西瓜	72
哈密瓜	70
菠萝	66
杏罐头（含淡味果汁）	64
葡萄干	64
木瓜	59
桃罐头（含糖浓度高）	58
葡萄（淡黄色，小，无核）	56
芒果	55
芭蕉	53
桃罐头（含糖浓度低）	52
猕猴桃	52
香蕉	52
草莓酱（果冻）	49
葡萄	43
柑（橘子）	43
枣	42
苹果、梨	36
杏干	31
香蕉（生）	30
桃	28
柚子	25
李子	24
樱桃	22

豆类及豆制品

食物名称	GI 值
黄豆挂面（有面粉）	67
扁豆（绿，小，罐头）	52
四季豆（罐头）	52
黑马诺豆	46
黑豆（汤）	46
青刀豆（罐头）	45
小扁豆汤（罐头）	44
鹰嘴豆（罐头）、豌豆	42
青刀豆	39
扁豆	38
四季豆（高压处理）	34
绿豆挂面、鹰嘴豆	33
豆腐（炖）	32
利马豆（嫩，冷冻）	32
利马豆（棉豆）	31
扁豆（绿，小）	30
绿豆、四季豆、芸豆	27
扁豆（红，小）	26
豆腐干	24
豆腐（冻）	22
黄豆（浸泡）	18
蚕豆（五香）	17
黄豆（罐头）	14

谷类及其制品

食物名称	GI 值	食物名称	GI 值
大米饭（粳米）	90	面条（挂面，精制小麦粉）	55
馒头（富强粉）	88	玉米（甜，煮）、黑米饭	55
黏米饭（含直链淀粉低，煮）	88	燕麦麸、麦片粥	55
速冻米饭、糯米饭	87	乌冬面	55
馒头（精制小麦粉）	85	米粉、荞麦（黄）	54
馒头（全麦粉）	82	薄煎饼（美式）	52
大米饭（籼米、粳米）、米饼	82	玉米糁粥	51
烙饼	80	黏米饭（含直链淀粉高，煮）	50
玉米片（市售）、即食燕麦粥	79	玉米面粥	50
大米饭（粳米、糙米）	78	面条（硬质小麦粉，加鸡蛋，粗）	49
油条	75	莜麦饭（整粒）	49
玉米片（高纤维，市售）	74	意大利面（精制面粉）	49
全麦（全麦面包）	74	意大利面（全麦）	48
大米饭（籼米、糙米）	71	面条（小麦粉，硬，扁粗）	46
小米（煮）	71	玉米饼	46
大米粥、饼干（小麦片）	69	通心面（管状，粗）	45
玉米面（粗粉，煮）	68	燕麦饭（整粒）	42
荞麦面馒头	67	小麦（整粒煮）	41
大麦粉	66	面条（白，细，煮）	41
粗麦粉（蒸）、大米糯米粥	65	面条（全麦粉，细）	37
印度卷饼	62	线面条（实心，细）	35
小米粥	60	黑麦（整粒，煮）	34
荞麦面条	59	面条（强化蛋白质，细煮）	27
面条（挂面，全麦粉）	57	大麦（整粒，煮）	25
面条（硬质小麦粉，细）	55	稻麸	19

乳类及乳制品

食物名称	GI 值
冰激凌	51
酸奶（加糖）	48
酸奶（水果）	41
全脂豆奶	40
老年奶粉	40
酸奶酪（普通）	36
牛奶（加糖和巧克力）	34
酸奶酪（低脂）	33
脱脂牛奶	32
牛奶	28
全脂牛奶	27
低糖奶粉	26
牛奶 （加人工甜味剂和巧克力）	24
豆奶	19
酸奶酪 （低脂，加人工甜味剂）	14
低脂牛奶	12

种子类

食物名称	GI 值
腰果	25
花生	14

薯类、淀粉制品

食物名称	GI 值
土豆（烧烤，无油脂）	85
土豆（用微波炉烤）	82
土豆（煮）	78
甘薯（红，煮）	77
土豆泥	73
土豆（蒸）	65
土豆	62
土豆（烤）	60
炸薯条	60
甘薯（山芋）	54
芋头（煮）	53
山药	51
芋头（蒸）	48
红薯粉	35
藕粉	33
粉丝汤（豌豆）	32
土豆粉条	14

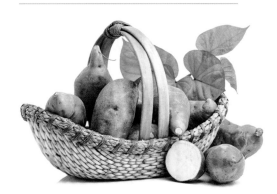

速食食品

食物名称	GI 值	食物名称	GI 值
棍子面包	90	汉堡包	61
卜卜米（家乐氏）	88	比萨饼（含奶酪）	60
白面包	88	酥皮糕点	59
大米（即食，煮6分钟）	87	燕麦粗粉饼干	55
燕麦片（混合）	83	爆玉米花	55
膨化薄脆饼干	81	荞麦方便面	53
可可米（家乐氏）	77	面包（50%~80% 碎小麦粒）	52
香草华夫饼干	77	面包（黑麦粒）	50
华夫饼干	76	面包（小麦粉，含水果干）	47
苏打饼干	72	面包（45%~50% 燕麦麸）	47
面包（小麦粉，去面筋）	70	闲趣饼干（达能）	47
小麦饼干	70	大米（即食，煮1分钟）	46
小麦片	69	面包（50% 大麦粒）	46
即食羹	69	面包（混合谷物）	45
面包（全麦粉）	69	全麦维（家乐氏）	42
面包（小麦粉，高纤维）	68	牛奶香脆饼干（达能）	39
新月形面包	67	面包（75%~80% 大麦粒）	34
营养饼	66		
面包（80%~100% 大麦粒）	66		
竹芋粉饼干	66		
面包（黑麦粉）	65		
面包（80% 燕麦粒）	65		
高纤维黑麦薄脆饼干	65		
面包（粗麦粉）	64		
油酥脆饼干	64		

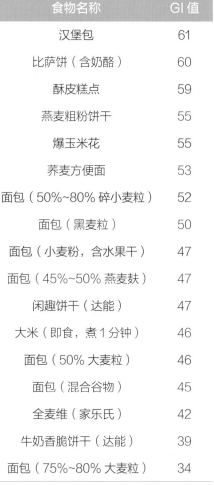

饮料类	
食物名称	GI 值
芬达软饮料	68
啤酒（澳大利亚产）	66
橘子汁	57
橙汁（纯果汁）	50
柚子果汁（不加糖）	48
菠萝汁（不加糖）	46
巴梨汁（罐头）	44
苹果汁	41
可乐	40
水蜜桃汁	33

混合膳食及其他	
食物名称	GI 值
牛肉面	89
米饭＋红烧猪肉	73
玉米粉加入人造黄油/煮	69
馒头＋黄油	68
米饭＋蒜苗炒鸡蛋	68
二合面窝头/玉米面＋面粉	65
米饭＋炒蒜苗	58
黑五类粉	58
米饭＋芹菜炒猪肉	57
馒头＋芹菜炒鸡蛋	49
馒头＋酱牛肉	49
饼＋鸡蛋炒木耳	48
牛奶蛋糊/牛奶＋淀粉＋糖	43
包子/芹菜猪肉	39
硬质小麦粉肉馅馄饨	39
番茄汤	38
米饭＋鱼	37
三鲜饺子	28
猪肉炖粉条	17

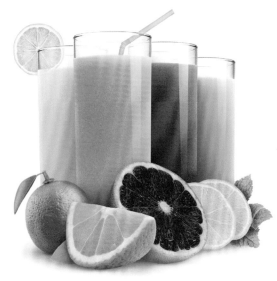

注：常见食物血糖生成指数的数据参考《中国食物成分表：标准版·第一册》（2018 年7 月出版，杨月欣主编）和《中国食物成分表（第一册）》（2009 年 11 月出版，杨月欣、王光亚、潘兴昌主编）。

手把手教你食物交换份法

食物交换份是将食物按照来源、性质分成几大类，一交换份的同类食物在一定重量内，所含的热量、碳水化合物、蛋白质和脂肪相似，而一交换份的不同类食物所提供的热量是相等的。食物交换份的应用可使糖尿病食谱的设计趋于简单化。可以根据患者的饮食习惯、经济条件、季节和市场供应情况等选择食物，调剂一日三餐。在不超出全日总热量的前提下，能让糖尿病患者膳食多样化，营养更均衡。

应用食物交换份时需要注意的问题：

1.生熟可以互换。比如50克大米（生重）可以同125克米饭（熟重）交换；50克面粉（生重）可以同75克馒头（熟重）交换；50克生肉可以同35克熟肉交换。

2.同类食物可以互换。比如50克小米可以和50克大米互换，25克燕麦片可以和35克烧饼互换。

3.营养素含量相似的食物可以互换。这种互换稍显复杂，常见情况如：25克大米可以和200克橘子互换；25克燕麦片可以和200克苹果互换；50克瘦肉可以和100克豆腐互换；500克白菜可以和200克猕猴桃互换；20粒花生米可以和10克油或50克瘦肉互换。

食物交换的四大组（八小类）内容和营养价值表

组别	类别	每交换份质量（克）	热量（千卡）	蛋白质（克）	脂肪（克）	碳水化合物（克）	主要营养素
谷薯组	谷薯类	25	90	2.0	—	20.0	碳水化合物、膳食纤维
蔬果组	蔬菜类	500	90	5.0	—	17.0	矿物质
	水果类	200	90	1.0	—	21.0	维生素
肉蛋豆组	大豆类	25	90	9.0	4.0	4.0	膳食纤维、蛋白质
	奶制品类	160	90	5.0	5.0	6.0	蛋白质、钙
	肉蛋类	50	90	9.0	6.0	—	脂肪、蛋白质
油脂组	坚果类	15	90	4.0	7.0	2.0	脂肪、膳食纤维
	油脂类	10	90	—	10.0	—	脂肪

等值谷薯类食物交换表

食物	每交换份质量（克）
鲜玉米（中等大小，带棒心）	200
湿粉皮	150
土豆、芋头	100
烧饼、烙饼、馒头	35
咸面包、窝头	35
生面条、魔芋生面条	35
大米、小米	25
糯米、薏米	25
高粱米、玉米粒	25
面粉、米粉、玉米面	25
混合面	25
燕麦片、莜麦面	25
荞麦面、苦荞面	25
各种挂面、龙须面	25
通心粉	25
绿豆、红豆、芸豆	25
干豌豆	25
干粉条、干莲子	25
油条、油饼	25
苏打饼干	25

说明：每交换份谷薯类食物提供蛋白质2克，碳水化合物20克，热量90千卡。

等值蔬菜类食物交换表

食物	每交换份质量（克）
大白菜、圆白菜	500
菠菜、油菜	500
韭菜、茴香、茼蒿	500
芹菜、苤蓝、莴笋	500
油菜薹、西葫芦	500
番茄、冬瓜、苦瓜	500
黄瓜、茄子、丝瓜	500
芥蓝、瓢儿菜	500
空心菜、苋菜、龙须菜	500
绿豆芽、鲜蘑菇	500
水浸海带	500
白萝卜、柿子椒	400
茭白、冬笋	400
南瓜、菜花	350
鲜豇豆、扁豆	250
洋葱、蒜薹	250
胡萝卜	200
荸荠	150
藕、凉薯	150
慈姑、百合	100
鲜豌豆	70

说明：每交换份蔬菜类食物提供蛋白质5克，碳水化合物17克，热量90千卡。

等值肉蛋类食物交换表

食物	每交换份质量（克）
水浸海参	350
鸡蛋清	150
兔肉	100
蟹肉、水浸鱿鱼	100
带鱼、大黄鱼、比目鱼	80
草鱼、鲤鱼、甲鱼	80
鳝鱼、鲢鱼、鲫鱼	80
对虾、青虾、鲜贝	80
鸡蛋（1大个，带壳）	60
鸭蛋、松花蛋（1大个，带壳）	60
鹌鹑蛋（6个，带壳）	60
瘦畜肉	50
排骨	50
鸭肉	50
鹅肉	50
叉烧肉（无糖）、午餐肉	35
酱牛肉、酱鸭、大肉肠	35
肥瘦猪肉	25
熟火腿、香肠	20
鸡蛋粉	15

说明：每交换份肉蛋类食物提供蛋白质9克，脂肪6克，热量90千卡。

等值大豆类食物交换表

食物	每交换份质量（克）
豆浆（黄豆1份，加水8份，磨浆）	400
南豆腐（嫩豆腐）	150
北豆腐	100
豆腐丝、豆腐干	50
大豆（黄豆）	25
大豆粉	25
腐竹	20

说明：每交换份大豆类食物提供蛋白质9克，脂肪4克，碳水化合物4克，热量90千卡。

等值奶制品类食物交换表

食物	每交换份质量（克）
牛奶	160
羊奶	160
无糖酸奶	130
脱脂奶粉	25
奶酪	25
奶粉	20

说明：每交换份奶制品类食物提供蛋白质5克，脂肪6克，碳水化合物6克，热量90千卡。

等值水果类食物交换表

食物	每交换份质量（克）
西瓜	500
草莓	300
梨、桃、苹果（带皮）	200
橘子、橙子、柚子（带皮）	200
猕猴桃（带皮）	200
李子、杏（带皮）	200
葡萄（带皮）	200
柿子、香蕉、鲜荔枝（带皮）	150

说明：每交换份水果类食物提供蛋白质1克，碳水化合物21克，热量90千卡。

等值油脂类食物交换表

食物	每交换份质量（克）
西瓜子（带壳）	40
核桃、杏仁	25
花生米	25
葵花子（带壳）	25
花生油、香油（1汤匙）	10
玉米油、菜籽油（1汤匙）	10
豆油	10
红花油（1汤匙）	10
猪油	10
牛油	10
羊油	10
黄油	10

说明：每交换份油脂类食物提供脂肪10克，热量90千卡。

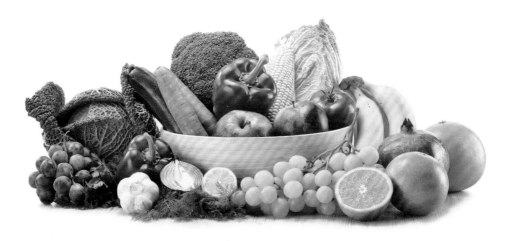